AF401961

TRAITÉ

RAISONNÉ

DE LA MORVE ET DU FARCIN

Chez le Cheval,

Par M. MARIOT-DIDIEUX,

Aide-Vétérinaire au 3ᵉ régiment de Cuirassiers, ex Vétérinaire départemental, Lauréat de la Société Royale et Centrale d'Agriculture, Membre correspondant de la Société de Médecine Vétérinaire de l'Hérault.

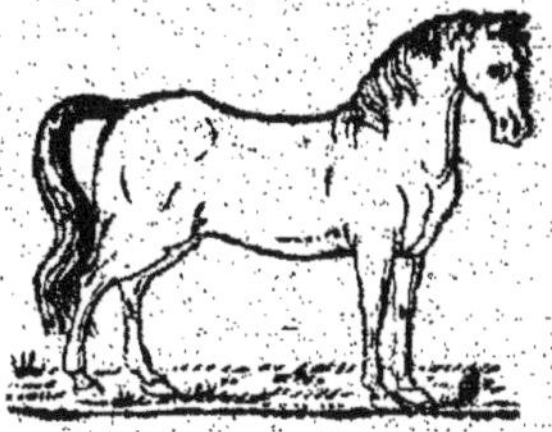

VERDUN,

TYPOGRAPHIE DE LIPPMANN, RUE MAZEL, 3.

—

1843.

BIBLIOTHÈQUE
DE M. A. BIXIO
PARIS.

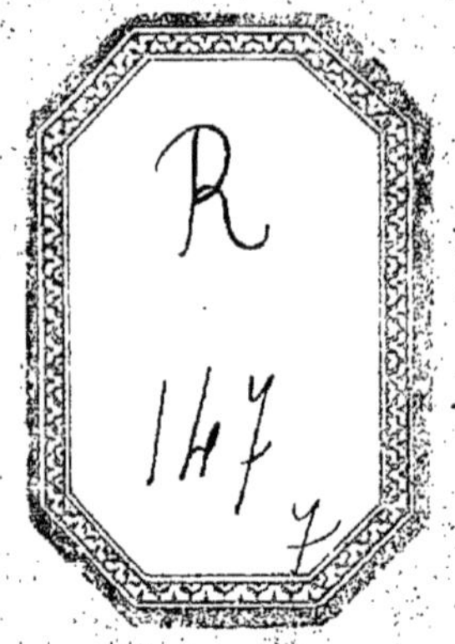

R
147
7

TRAITÉ RAISONNÉ

DE

LA MORVE ET DU FARCIN

CHEZ LE CHEVAL.

[handwritten:] Hommage de l'auteur
[handwritten:] Marial

DE L'HYDRO-RHINITE ULCÉRÉE,

ou

TRAITÉ RAISONNÉ

de la

MORVE ET DU FARCIN CHEZ LE CHEVAL,

Par S. MARIOT-DIDIEUX,

Aide Vétérinaire au troisième Régiment de Cuirassiers, ex Vétérinaire départemental, Lauréat de la Société Royale et Centrale d'Agriculture, Membre correspondant de la Société de Médecine Vétérinaire de l'Hérault.

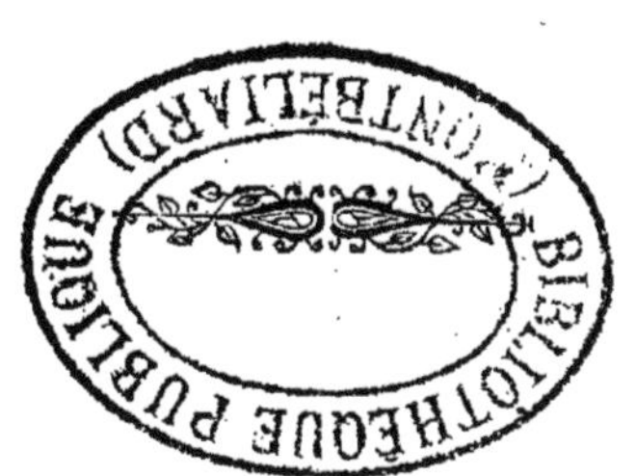

VERDUN,
Imprimerie et Lithographie de LIPPMANN, rue Mazel 3,
—
1843.

A Monsieur le Maréchal, Duc de Dalmatie, Ministre de la Guerre.

Monsieur le Maréchal,

La contagion de la morve du cheval, son traitement préservatif et curatif, sont deux grandes questions d'économie publique, que votre constante sollicitude pour la conservation de la cavalerie et les intérêts de l'état cherche à résoudre.

Veuillez me permettre, Monsieur le Maréchal, de vous offrir l'hommage de ce traité, fruit de vingt années de recherches sur cette importante matière.

J'ai l'honneur d'être, avec un profond respect,

Monsieur le Maréchal,

Votre très-humble et très-obéissant serviteur,

MARIOT.

Préface.

Dans la route éternelle du temps, les productions
des sciences et des arts, comme celles de la nature
elle-même, s'accumulent sans cesse; il importe à leurs
progrès de rassembler d'espace en espace ces matériaux
qui représentent l'état de chaque science sur un objet
quelconque. Les hommes qui nous succéderont profi-
teront de ce laborieux héritage; ils s'efforceront comme
nous de l'agrandir en y joignant les heureux fruits de
leurs travaux et de l'expérience.

Notre manière d'envisager la Morve et le Farcin
chez l'espéce solipéde, paraîtra peut-être nouvelle et
hasardée; mais nous pourrions répondre à cela, que,
fatigués de parcourir les sentiers battus, sans rien
trouver qui pût nous conduire au but primitif, celui
de bien connaître les causes et la nature de ces affections; nous crûmes devoir nous écarter de la route
tracée par nos devanciers pour les découvrir; si nous
n'avons pas atteint le but que nous nous proposions,
nous l'avons du moins entrepris.

Notre Méthode consistera d'abord en raisonnement ; semblable aux arithméticiens qui après avoir obtenu un résultat que rien ne leur garantit, s'assurent qu'il est exact en en faisant la preuve.

Nous sommes parvenu avec le secours du raisonnement physiologico-pathologique à des conséquences et nous avons dit : ces conséquences sont vraies, ou elles sont fausses ; si elles sont vraies, elles doivent être confirmées par des faits ou des expériences, et ce n'est qu'après les avoir vérifiées par cette épreuve désicive qu'on doit les admettre comme certaines.

Cette méthode de procéder est peut être plus rationnelle qu'en partant uniquement des faits ; essayons de le démontrer.

Les expériences, les autopsies et les faits, ne disent absolument rien, à moins qu'on ne les interprète par le raisonnement. Pour comprendre ces faits, ces expériences, il faut donc les raisonner, c'est-à-dire, qu'il faut les associer, les lier à la raison, de telle manière que ces deux choses ne fassent qu'un tout ; or, s'il est rationnel et sûr de partir ainsi des faits pour démontrer une vérité par la raison, pourquoi ne le serait-il pas de partir de la raison et de démontrer une vérité par des faits ? Quand deux choses se démontrent par leur mutuelle concordance, qu'importe que l'on commence par l'une ou par l'autre? Est-ce qu'il y aurait moins de certitude en partant des faits qu'en partant du raisonnement? Nous pensons le contraire; car, par la première voie on ne peut jamais atteindre à des conséquences absolues, tandis que l'on atteint à ces sortes de conséquences par la seconde voie, ainsi qu'il est aisé de le démontrer.

En effet, si l'on part des faits, l'on ne peut conclure que pour ces faits seulement, et, quelque usage que l'on fasse et puisse faire du raisonnement, l'on ne saurait parvenir en médecine à des conséquences absolues, vu que le médecin ne peut connaître tous les faits physiques, et que, parconséquent il ne peut point affirmer qu'il n'y en ait pas quelqu'un qui contredise ces conséquences. En d'autres mots, les vétérinaires ne peuvent atteindre à des conséquences générales et absolues, par ce moyen, qu'en concluant du particulier au général, il ne saurait en être de même quand on prend la seconde voie; c'est-à-dire, quand au lieu des faits on prend le raisonnement pour point de départ et que l'on démontre la certitude des conséquences par les faits et les expériences; puisque, concluant alors du général au général, et faisant la preuve de la conséquence par les faits connus, cette conséquence est réellement absolue et générale.

Les faits d'abord avec le raisonnement physiologico-pathologique pour auxiliaire, sont loin dans notre opinion d'être d'un secours aussi puissant que le raisonnement, d'abord avec la preuve par les faits pour auxiliaires; d'ailleurs n'est-il pas aisé de voir de prime abord, qu'en partant des faits et raisonnant, on ne fait qu'une chose; savoir un simple raisonnement fondé sur des faits, tandis que partant du raisonnement on parvient à des conséquences dont on peut donner la preuve des faits connus quand elles sont exactes, en sorte que l'on a par ce moyen, non seulement des conséquences absolues et générales, mais encore une certitude double au lieu d'une certitude simple ce qui est certainement préférable.

C'est une chose fort utile que les faits et les expériences en médecine vétérinaire surtout; mais les vérités, les secrets que ces faits ou ces expériences renferment sont des plus intéressans à connaître; c'est ce dont nous nous sommes occupé dans cet ouvrage. Heureux si nous avons atteint le but que nous nous proposons. Notre Médecine-Vétérinaire possède, selon nous, assez de faits et d'expérience pour que cette tentative ne soit pas considérée comme illusoire et intempestive.

CHAPITRE PREMIER.

CONSIDÉRATIONS GÉNÉRALES.

Du Système Glanduleux.

Le système glanduleux joue un rôle des plus impor-
tans dans l'économie animale; considéré anatomique-
ment, on le rencontre dans la trame de tous les organes, il en constitue un grand nombre; considéré
physiologiquement, il est chargé des différentes fonctions plus ou moins importantes à la vie; l'anatomie
pathologique démontre qu'il est le siège d'un grand
nombre de maladies; le Thérapeute sait d'avance que
dans une foule de circonstances et malgré les ressources
de son art, ces maladies poursuivent leur marche le
plus souvent lentement et se jouent en quelque sorte
de ses calculs. Il est donc urgent, de bien connaître
le système Glanduleux à l'état sain, de suivre la marche lente de ces différentes phases d'altérations, jusqu'à l'époque où il y a destruction d'organes, époque
où toute espèce de traitement peut être considéré comme
illusoire.

Première Classe.

Cette classe comprend les organes glanduleux de la
vie intérieure et reproductive, mais comme ils ont ra-

rement une influence marquée sur le développement des affections que nous nous proposons de traiter dans cet ouvrage, nous n'en parlerons qu'à l'article des faits.

2ᵉ Classe.

Cette classe sera formée 1° des tégumens, véritable enveloppe glanduleuse du corps qui, sous le nom de membranes muqueuses, se réfléchit dans tous les organes à issues extérieures, 2° des vaissaux et des ganglions lymphatiques.

Des Tégumens.

Les tégumens sont formés de diverses expansions membraneuses d'une texture ordinairement foliée, qui forment le revêtement non interrompu de toutes les surfaces du corps, tant externes qu'internes, habituellement exposées au contact des substances étrangères ; leur division en tégument externe ou peau et en tégument interne ou membranes muqueuses, est non seulement naturelle, mais indispensable pour étudier et faire connaitre 1° les lésions pathologiques qu'offrent ces organes, 2° pour étudier et faire connaître les effets des différentes causes qui agissent directement sur eux et font naître ces lésions pathologiques.

1° Tégument externe ou Peau.

La peau est une membrane qui forme l'enveloppe extérieure du corps sur lequel elle se moule de manière à en accuser toutes les formes. Les parties essentiellement constituantes du tégument sont : 1° le derme ou couche fibreuse qui en est la partie fondamentale et duquel dépendent son épaisseur, sa résistance et son élasticité ; il contient dans son épaisseur de petits organes sécréteurs appellés follicules, destinés à sécréter une matière onctueuse qui forme à la peau un enduit défensif; 2° les papilles ou éminences érectiles, formées par des vaissaux et des nerfs, dans lesquels paraît résider la sensibilité dont jouit la peau; 5° le réseau *lymphatique*, siège de l'absorption et de l'exhalation, qui s'exercent continuellement à la surface de l'organe cutané; 4° le *pigment* noirâtre qui n'existe pas dans toute l'étendue de la peau, et que jusqu'alors on a regardé comme analogue à la matière colorante du sang; 5° enfin l'*Epiderme*, expansion de nature coriace qui se moule à la manière d'un vernis sur la surface du corps et le garantit de l'impression vive des agens extérieurs; 6° les parties accessoires, qui sont les *ongles* et les *poils*.

2° Tégument interne, ou Membranes Muqueuses.

Les membranes muqueuses se continuent avec la peau en se réfléchissant intérieurement pour tapisser toutes les cavités du corps qui communiquent au dehors; l'une de ces membranes tapisse, en se canalisant d'une manière continue, toutes les voies digestives et respiratoires; l'autre est commune aux organes génitaux et urinaires. Les parties essentiellement constituantes du tégument interne sont 1° une couche externe nommée *mucoderme* et une plus interne, qui n'existe pas toujours et que l'on appelle *épithélium*.

3° Des Vaisseaux Lymphatiques.

Les lymphatiques, dit le célèbre anatomiste Girard, sont des vaisseaux fins, valvuleux, très contractiles, très nombreux, qui naissent des surfaces et des diverses cavités du corps , par des radicules ou suçoirs inhalans , qui dans leur trajet , vont en se réunissant , marchent unis par faisceaux , forment des ganglions de diverses grosseurs , se terminent par deux canaux qui se dégorgent dans les grosses veines proches du cœur. Ces vaisseaux dont la circulation se fait lentement, apportent de la circonférence les sucs chyleux , une partie des fluides répandus ou perspirés sur les surfaces où ils prennent naissance , et transmettent ces liqueurs dans les veines ; à leur origine, les lymphatiques forment des villosités , des pores , tels que les villosités intestinales, les porosités découvertes à l'aide du microscope à la surface du péritoine et de la plèvre.

En s'élevant des points d'où ils naissent , ces vaisseaux forment des ramuscules capillaires , innombrables , d'une ténuité extrême , qui se réunissent , s'enlacent , constituent un réseau radiculaire très anastomotique qui concourt à la formation de la surface même qui leur donne naissance et compose presqu'exclusivement le tissu des membranes séreuses.

Après un trajet plus ou moins long et tortueux , les lymphatiques convergent de toute part vers leurs ganglions et portent , avant d'y pénétrer , le nom de lymphatiques *Afférens* ; arrivés près de ces ganglions , ils se partagent en un grand nombre de rameaux qui , par de nouvelles divisions et subdivisions successives , se plongent dans leur intérieur et deviennent imperceptibles. Du côté opposé à ces mêmes ganglions , sortent d'autres lymphatiques appelés *Efférens* qui en naissent par des racines radiées , également tenues , et qui sont plus gros , mais moins nombreux que les afférens.

Ces considérations anatomiques sont très importantes pour l'objet qui nous occupe : mises en regard des lésions anatomico-pathologiques que l'on rencontre dans les affections que nous traitons dans cet ouvrage, elles font connaître le degré d'altération des tissus, la période plus ou moins avancée de la maladie, et le Thérapeute peut en tirer des conséquences précieuses pour le succès du traitement.

4° Des Ganglions Lymphatiques.

Les ganglions lymphatiques sont de petits corps glandiformes, mous, brunâtres, plus ou moins arrondis qui résultent de l'enlacement de l'agglomération d'une multitude de lymphatiques, qui contiennent un suc glutineux; ils sont de consistance, de grosseur et de couleur variables dans les différentes époques de la vie, ainsi que dans quelques maladies, notamment dans les affections que nous traitons.

Ces ganglions, dont le nombre considérable peut être évalué approximativement dans le cheval de neuf cents à un mille, se trouvent aux aines, aux ars, à la partie inférieure du rachis, dans le bassin, dans le mésantère, dans le médiastin, autour des bronches, le long du cou, dans la région gutturale, dans la cavité glossienne (l'auge) où l'on en compte jusqu'à soixante-douze; ils sont toujours plongés dans un tissu lumineux, abondant, lâche, extensible, qui leur permet d'être facilement déplacés, ils s'enchaînent mutuellement par des pléxus de lymphatiques qui passent des uns aux autres et en forment une série continue pour se rendre au canal thoracique et au tronc droit, chargés de verser la lymphe dans les veines.

5° De la Lymphe.

La lymphe est un fluide aqueux, roussâtre, circulant dans un ordre particulier de vaisseaux. Cette liqueur très composée et différente dans toutes les parties, contient une grande quantité d'albumine, une certaine proportion de gélatine, et présente, considérée au microscope, des molécules, rondes, diaphanes, incolores.

6° Usage des Ganglions Lymphatiques.

En réunissant les lymphatiques, les ganglions concourent à l'élaboration de la lymphe, ils la rendent plus homogène, et lui impriment quelqu'autre qualité qu'il n'est pas possible d'apprécier au juste.

Les engorgements de ces organes que l'on remarque si fréquemment dans la morve, doivent exciter les recherches du physiologiste ; ces organes sont destinés à élaborer la lymphe, à la rendre propre à être transmise dans le sang veineux, pour fournir à la réparation des pertes et au développement des sujets. Ne doit-on pas diriger ces recherches vers les causes de ces engorgemens, et les trouver dans l'altération de la lymphe, des canaux qui la charient et des ganglions chargés de l'élaborer ; telle est la méthode que nous suivrons d'abord, nos recherches se dirigeront vers les causes de ces diverses altérations.

CHAPITRE II.

FONCTIONS PARTICULIÈRES AU SYSTÈME LYMPHATIQUE.

1° De l'Absorption.

Le système lymphatique est préposé à l'absorption, fonction particulière, qui consiste à porter dans le torrent général de la circulation, les fluides qui touchent la surface du corps, ou qui sont exhalés et formés dans l'intérieur de ces différentes cavités. Pour produire ces effets, les radicules absorbans se redressent, s'ouvrent, se resserrent alternativement et pompent ainsi les fluides qui se trouvent en contact avec leurs orifices.

Cette fonction est des plus importantes à considérer sous le rapport des causes de la morve et du farcin ; nous voyons physiologiquement l'orifice de ces vaisseaux pomper les fluides qui touchent les surfaces absorbantes. Ces fluides, peuvent par diverses causes être altérés et de cette altération résulte les accidens que nous décrivons.

2° Circulation de la Lymphe.

La lymphe contenue dans les vaisseaux qui lui sont propres, est portée, par un mouvement de contractilité particulière à ces canaux, des différents points d'où elle est absorbée, jusqu'aux troncs de ces vaisseaux qui la versent dans le torrent général de la circulation. La progression de la lymphe se fait à peu près comme celle du sang veineux, mais elle est beaucoup plus lente et moins uniforme; elle éprouve de fréquentes interruptions en passant dans les ganglions lymphatiques où son cours se trouve considérablement ralenti, et où elle doit subir une élaboration.

Les phénomènes de la circulation lymphatique, ne doivent point échapper au physiologiste; il peut en tirer des conséquences précieuses pour la thérapeutique; cette circulation est lente, elle a lieu de la circonférence au centre, dans des canaux-valvuleux, son cours est fréquemment interrompu en passant dans le tissu ganglionnaire; l'impulsion circulatoire de cette liqueur n'est due qu'à une contraction particulière, elle n'est encore qu'un fluide aqueux, roussâtre, ne jouissant pas encore des propriétés chimiques, physiques et vitales du sang.

Cette liqueur est versée dans le sang veineux et de là dans l'organe pulmonaire pour y subir en dernier lieu l'élaboration nécessaire pour devenir fluide réparateur et faire partie intégrante et constitutive du sang.

Ce raisonnement physiologique démontré jusqu'à l'évidence par l'anatomie, ne pourrait-il pas suggérer l'opinion de croire que la lymphe altérée par les causes que nous ferons connaître, versée dans le sang veineux et presqu'aussitôt dans l'organe pulmonaire, peut y déterminer les lésions que l'on remarque si fréquemment dans ces affections.

Rapports Physiologiques entre les fonctions du système lymphatique et les autres fonctions circulatoires.

Pour saisir l'ensemble des phénomènes variés qui dérivent de l'action combinée des organes circulatoires, il est important de savoir qu'ils constituent différentes fonctions, qui se lient, s'entretiennent l'une par l'autre et qui sont 1° la circulation, 2° les sécrétions, 3° la nutrition.

1° La Circulation.

La circulation comprend la progression du sang dans le cœur, les artéres et les veines.

2° Les sécrétions.

Sont une suite de la circulation, elles ont lieu par les extrémités des vaisseaux, qui élaborent les fluides et leur impriment des propriétés particulières. Cette fonction est aussi trés importante à considérer ; quelques-unes des liqueurs sécrétées sont transmises au dehors du corps, comme l'urine, les larmes et les fluides vaporeux de la transpiration cutanée et pulmonaire ; les autres sont exhalés aux surfaces des membranes séreuses des plévres, du péritoine, des meninges, des aréoles du tissu cellulaire ; d'autres de nature muqueuse, sont sécrétées par les follicules ou cryptes et servent à la lubréfaction des membranes muqueuses ; d'autres de nature huileuse, sont exhalés dans les vacuoles du tissu cellulaire et constituent la graisse.

Ces dernières liqueurs sont destinées à être reprises où elles sont déposées pour être par les lymphatiques absorbans, reportées dans le torrent de la circulation ;

2

l'altération de ces fluides peut donc avoir des suites fâcheuses , et déterminer les lésions caractéristiques de la morve et du farcin , comme nous aurons l'occasion de le démontrer.

3° La Nutrition.

La nutrition est soumise à l'influence d'un principe intérieur d'action , qui manifeste son existence dans toutes les parties, qui transforme sans cesse ces dernières , les maintient dans une activité continuelle et les entretient dans une balance alternative de déperdition et de réparation; l'air et les alimens fournissent les matériaux premiers , qui , après diverses élaborations , sont enfin assimilés et transformés en substance organisée , les élémens de nutrition , sont d'abord transmis dans le torrent général de la circulation, de là, comme nous l'avons déjà dit , dans l'organe pulmonaire, et ensuite distribués dans les différentes parties du corps , où ils sont travaillés par les vaisseaux sécrétoires , puis retenus et assimilés aux organes.

Ils subissent en premier lieu les effets de l'action de tout le système lymphatique.

L'air , les alimens altérés , peuvent donc troubler cette fonction et déterminer des accidens et des maladies.

CHAPITRE III.

Raisonnement physiologique de ces diverses fonctions.

1° *La circulation* a lieu par la contractilité du cœur et des artéres qui distribuent le sang dans toutes les parties du corps. Les artéres se terminent par des ramuscules capillaires, minces, fins comme un cheveu, dont les uns s'anastomosent avec les radicules des veines et y transmettent la partie rouge du sang, tandis que les autres capillaires encore plus tenus, incolores, constituent un ordre particulier de vaisseaux appelés séreux, qui n'admettent que la partie séreuse la plus fluide du sang, se terminent ou par des villosités ou par des pores très fins, et qui, suivant son mode d'élaboration, devient la matiére des sécrétions, des excrétions et de la nutrition.

2° *Des sécrétions.* Nous venons de voir que les sécrétions ne sont bien réellement qu'une suite de la circulation, que les matières sécrétées sont comme la bile, le suc pancréatique, la salive, le suc gastrique, le mucus intestinal, destinés à être mélangés avec les alimens, de maniére à leur imprimer des qualités propres à exciter un autre genre de vaisseaux qu'on appelle les lymphatiques absorbans chiliféres, qui doivent porter dans le torrent général de la circulation, les matiéres réparatrices.

D'autres vaisseaux séreux fournissent des sécrétions qui sont destinées à être rejétées au dehors, comme l'urine, les fluides de la transpiration cutanée et pulmonaire; les lymphatiques absorbans ne sont pas préposés à rentrer dans le torrent général de la circulation ces diverses liqueurs; aussi sont-elles appelées matiére des excrétions, car si des circonstances particuliéres favorisent la rentrée de ces fluides, il peut en résulter un trouble général et donner naissance à diverses affections.

D'autres vaisseaux séreux déposent des fluides vaporeux sur les surfaces des membranes séreuses des plévres, du péritoine, du péricarde, des méninges, de la membrane interne des vaisseaux, et dans les aréoles du tissu cellulaire; ces fluides sont destinés à entretenir la souplesse et faciliter le jeu des organes; ils sont sans cesse sécrétés et sans cesse absorbés et reportés dans le torrent circulatoire; quand ces fluides sont sécrétés et non absorbés, il y a hydropisie pour les membranes séreuses. Ces dépôts séreux reçoivent en médecine vétérinaire différens noms, suivant le siége qu'ils occupent.

Les fluides muqueux sécrétés par les muqueuses nasales, trachéale, bronchiques, sont destinés à préserver ces organes du contact de l'air; les sécrétions sont continuelles, l'absorption doit être de même; mais quand ils sont sécrétés et non absorbés, il y a aussi hydropisie, désignée sous le nom de catarrhe, non générique, vague, que nous conserverons seulement pour désigner une affection passagère, ou une période.

3° *L'absorption.* Fonction à laquelle est préposé le système absorbant ; destinée :

1° A prendre dans le canal alimentaire des matériaux réparateurs extraits des sécrétions, des alimens et des boissons.

2° A prendre de la même manière par la surface cutanée et les voies respiratoires des matériaux réparateurs extraits des fluides qui touchent ces surfaces.

3° A prendre de la même manière des matériaux sécrétoires et conservateurs fournis aux différens organes, et de les transmettre dans le torrent général de la circulation.

4° *Nutrition.* Cette fonction n'est que l'harmonie qui doit exister entre les déperditions et les réparations. Si, par des causes que nous examinerons, cette harmonie cesse, les matériaux réparateurs ne réparent pas, et les conservateurs détruisent.

C'est dans le dérangement de cette harmonie que nous pensons trouver les causes de la morve, du farcin, et des hydropisies de différentes espèces, maladies graves réputées incurables et qui enlèvent à l'armée, à l'agriculture et au commerce une quantité considérable de chevaux.

CHAPITRE IV.

Nature de la morve, envisagée physiologiquement.

D'après notre manière d'envisager physiologiquement la nature de la morve du cheval, du farcin et des diverses hydropisies auquel il est sujet, nous devons la chercher dans l'altération des fluides lymphatiques et dans l'affection des tissus préposés à l'exercice de ces deux importantes fonctions, les sécrétions et l'absorption.

1° Vices de Nutrition, du système sécrétoire.

Les vaisseaux séreux, comme nous l'avons déjà dit, jouissent d'un mouvement vermiforme qui leur est particulier, et qui, dans l'état de santé, n'est ni sensible, ni apparent ; ce mouvement régulier fournit et entretient dans de justes proportions, les matériaux sécrétoires ou conservateurs des membranes muqueuses, séreuses, et rejettent au dehors les matières excrétoires. (Voyez excrétions.)

Cette opération est naturelle et salutaire ; mais elle peut être troublée par diverses causes. Les vaisseaux séreux, par une impression subite de froid, éprouvent

une astriction, ou resserrement, ou racourcissement,
qui font refluer les humeurs qu'ils contiennent ; l'harmonie naturelle entre les déperditions et les réparations
est brisée, l'acte de la nutrition a perdu son état normal, il y a maladie : Que résulte-t-il de ce dérangement ; d'abord plénitude des vaisseaux et état fébrile,
ensuite par une bizarrie de la nature, ce refoulement
déterminera tantôt une surabondance d'activité sécrétoire aux vaisseaux séreux qui se terminent aux cryptes
ou follicules muqueux des voies respiratoires, digestives
et génito-urinaires ; ici, les sécrétions sont de nature
séro-muqueuses avec aspect purulent. Tantôt une surabondance d'activité sécrétoire aux vaisseaux séreux
chargés de lubréfier les membranes séreuses, des plèvres, du péritoine du tissu cellulaire ; ici les sécrétions
sont de nature séreuse, l'aspect purulent ne se montre
guère qu'aux sécrétions limitées du tissu cellulaire.
(Abcès.)

La même surabondance d'activité sécrétoire se remarque encore aux glandes sécrétoires, du foie, du
pancréas, des reins et autres organes.

Dans l'un comme dans l'autre cas, les vaisseaux
séreux, deviennent d'abord rouges, parce qu'ils admettent la partie colorante du sang, et éprouvent une
tension, une inflammation plus ou moins grande. Cette
inflammation a reçu différens noms, suivant les organes affectés idiopatiquement ou symptomatiquement.
La persistance de ces sécrétions au-delà du terme assigné par la nature pour opérer la guérison, constitue
l'état chronique ou l'hydropisie, amas de fluide séreux,

séro-albumineux ou séro-muqueux avec ou sans issues des fluides sécrétés.

Nous démontrerons plus loin les causes de cette persistance des sécrétions, et les résultats qui en sont la suite.

2. Vices de Nutrition du système absorbant.

A l'état de santé, les radicules des vaisseaux absorbans se redressent, s'ouvrent, se resserrent alternativement et pompent ainsi les fluides qui se trouvent en contact avec leurs orifices. Cette opération naturelle et salutaire, peut, comme la fonction sécrétoire, être troublée par diverses causes, d'abord par une excitation absorbante, provenant de l'inflammation de la trame organique où ils prennent naissance et dont ils font partie, et par la nature irritante du fluide absorbé. Le travail de la surabondance absorbante, a aussi un terme limité par la nature ; passé cette époque, la contractilité des lymphatiques diminue, se ralentit et finit par disparaître ; ces vaisseaux tombent dans l'atomie et le relâchement ; la nutrition devient ou nulle ou incomplète ; ces phénomènes atoniques se remarquent aux régions et dans la trame organique des parties qui ont été ou sont le siége d'une surabondance sécrétoire ; dans ce dernier cas, l'atonie du système absorbant est secondaire à cette surabondance ; mais nous verrons plus loin que dans certaines circonstances elle peut être primitive et donner lieu aux phénomènes de la surabondance sécrétoire.

Ce raisonnement sera appuyé sur des faits, d'où il suit, qu'on peut déjà envisager la Morve du Cheval comme une affection susceptible de se développer , par des causes opposées , puisque son développement peut se remarquer à la suite d'un vice de nutrition de l'un et de l'autre système ; le résultat peut être le même ; mais il importe d'en faire la distinction , parce qu'on peut en tirer des conséquences précieuses pour l'application des règles prophylactiques , et pour tenter un traitement curatif.

CHAPITRE V.

Des fonctions sécrétoires et absorbantes des voies respiratoires, considérées à l'état sain.

La membrane muqueuse qui tapisse les cavités nasales, présente à l'état sain sa face libre, continuellement lubréfiée par une humeur muqueuse, transparente,
destinée à préserver cette membrane des corps avec
lesquels elle doit se trouver en contact, tel que l'air ;
cette membrane est essentiellement vasculaire, ses
vaisseaux sont très nombreux, les artères fournissent
une innombrable quantité de ramuscules, d'où éma-
nent les séreux exalans qui fournissent aux follicules
dont elle est parsemée, une grande quantité de fluide
séreux, que ces mêmes follicules transforment en fluide
muqueux ; d'après cette disposition anatomique, la
muqueuse nasale est destinée à fournir une abondante
sécrétion.

Le mucus sécrété n'est point destiné à l'état sain à
être rejeté au dehors, il est essentiellement conservateur ; si cette sécrétion est abondante et continuelle,
l'absorption doit se trouver dans le même cas ; sans

cela il y aurait écoulement du fluide séro-muqueux.
Cette absorption a lieu par les radicules absorbans des
lymphatiques qui prennent naissance à sa surface ; ces
vaisseaux gagnent les ganglions sous glossiens où ils
versent le fluide absorbé et où il doit subir une élaboration , propre à l'admettre dans la circulation veineuse , d'où il reviendra fournir à de nouvelles sécrétions. Telle est l'harmonie qui doit exister entre ces
deux fonctions , harmonie qui constitue l'état de santé.

Nous verrons bientôt que, lorsque les lymphatiques
de la muqueuse nasale absorbent une humeur morbifique , purulente, virulente, ou des gaz irritans , sep-
tiques ou délétères , quels sont les désordres qui en
sont les suites.

Capacité et étendue des surfaces absorbantes.

Pour se convaincre de l'importance de cette fonction,
il n'y a qu'à jeter un coup-d'œil sur l'étendue des surfaces qui y sont destinées , et où les radicules absorbans
prennent naissance.

Par rapport à ce mode d'action et à la nature des
fluides absorbés , nous diviserons ces surfaces en extra-
absorbantes , et intra-absorbantes.

1° surface extra-absorbantes.

Ces surfaces comprennent toute l'étendue des tégumens externe et interne ; l'étendue de la peau est suffisamment connue, et son contact permanent avec les
fluides extérieurs ; quoique recouverte de poils, il ne
faut pas en conclure que l'absorption soit moindre ;
nous sommes porté au contraire à considérer ces corps
filiformes ou capillaires, comme préposés à cette im-

portante fonction ; une analogie vient à l'appui de notre opinion. S'il est un fait bien constaté par l'expérience, c'est l'absorption des fluides ambians par les surfaces inférieures des feuilles des végétaux, surfaces presque toujours recouvertes de poils ; les végétaux cotonneux résistent plus longtemps que les autres aux effets de la sécheresse ; comment expliquer ce phénomène, si ce n'est par la présence de nombreux organes absorbans ?

La membrane muqueuse digestive offre aussi une surface très étendue à l'absorption. Cette surface comprend la bouche, le pharynx, l'œsophage, l'estomac et l'intestin ; elle est considérablement augmentée par les renflemens de la plupart de ces organes et surtout par les rides nombreuses dont elle est pourvue ; ce canal déployé offre une longueur considérable, évaluée à dix-huit fois la hauteur de l'animal, prise du sommet du garrot à terre.

La membrane muqueuse des voies respiratoires, offre une surface considérable à cette fonction ; elle comprend 1° les narines, cavités spacieuses, oblongues, aufractueuses, séparées par une cloison médiane ; chaque narine est partagée en trois gouttières par deux os appelés cornets, os lamineux, diverticulés, formés d'une lame mince, feutrée ; chaque cornet offre dans son intérieur des sinus formés par des petites lames feutrées, la gouttière mitoyenne communique avec l'intérieur de ces os. La muqueuse qui tapisse l'extérieur et l'intérieur de ces sinus est mince et offre une grande surface à l'absorption.

Les sinus de la tête, au nombre de quatre de chaque

côté, sont de grandes cavités, diverticulées formées par l'écartement des lames de presque tous les os de la face. Ces cavités sont disposées réguliérement de chaque côté, sans communiquer ensemble, elles sont séparées par dès lames minces, osseuses, en compartimens irréguliers; elles s'ouvrent dans les narines à la goutiére mitoyenne. Les sinus les premiers formés sont les deux frontaux, les deux lacrymaux, et les deux sus-maxillaires; les deux sus-maxillaires inférieurs ne se forment que vers l'âge de six à sept ans aprés l'expulsion des dents contenues dans les alvéoles. La membrane qui tapisse l'intérieur de ces sinus est mince, moins vasculaire, séro-muqueuse et parait moins sensible que la muqueuse nasale; elle offre une vaste surface à l'absorption des gaz délétéres, irritans, débilitans, suspendus ou dissouts dans l'air respiré.

2° Le larynx et la trachée artére offrent une surface assez grande à l'absorption ; elle s'étend du fond des cavités nasales jusqu'aux bronches. Cette surface est augmentée par les plis de la membrane folliculeuse.

5° Les bronches, ramifications fournies par la trachée artére à chaque poumon, vont toujours en se divisant ; ces rameaux se terminent par des vésicules. La surface absorbante des bronches et des vésicules est encore augmentée par la propriété qu'ont ces canaux de s'allonger sans éprouver de diminution sensible dans leur diamètre au moment de l'inspiration.

4° Les vésicules pulmonaires sont innombrables, elles forment en grande partie la capacité des poumons, elles sont minces, agglomérées, réunies en lobules qui constituent des groupes spongieux ; ces petites surfaces sont le siége d'une grande absorption ; nulle partie de l'animal ne contient un plus grand nombre de vaisseaux lymphatiques ; l'air respiré, dispersé dans les cellules aériennes, est en partie absorbé par les lymphatiques profonds des poumons et porté en passant par les ganglions bronchiques dans le canal thoracique et de là dans le torrent circulatoire.

L'air respiré, peut donc, comme dans les cavités nasales, produire des désordres plus ou moins graves et détruire plus ou moins complètement l'harmonie des fonctions sécrétoire et absorbante, suivant que ce fluide est plus ou moins chargé de principes débilitans, ou irritans, et devenir cause de Morve.

2° surfaces intra-absorbantes.

Les surfaces absorbantes, n'ayant aucun contact avec les corps extérieurs, ou n'ayant qu'un contact rare et momentané, sont nombreuses et très étendues ; elles sont destinées à absorber le produit des sécrétions naturelles.

Les surfaces absorbantes qui n'ont qu'un contact rare et momentané avec les corps extérieurs, sont les surfaces des muqueuses génitales urinaires ; ces surfaces sont, pour le mâle : le canal urétral, les poches des vésicules spermatiques et la vessie ; dans la femelle : le vagin, la vessie, l'utérus et les trompes utérines.

Les surfaces absorbantes séreuses ont une immense étendue, elles comprennent 1° le péritoine qui, déployé, offrirait une vaste surface. Cette membrane séreuse est fine, lamelleuse et serrée ; elle constitue un grand sac,

clos de toutes parts, elle tapisse la face interne de l'abdomen, recouvre l'estomac, fournit les prolongemens
épiploiques, formés de deux lames adaptées l'une contre l'autre; elle lie et recouvre les intestins, le foie,
la rate, le pancréas, la vessie, les testicules du mâle
et l'utérus de la femelle. 2° La plèvre forme deux sacs
clos ou à peu près clos de toutes parts, de grandeur
inégale, adossés l'un contre l'autre. Cette membrane tapisse la cavité thoracique, s'étend sur les poumons et
offre à l'absorption de vastes surfaces; elle tapisse encore la face interne du péricarde, la face externe du
cœur, la face interne des veines, des artères, et des
lymphatiques.

Les séreuses tapissent, encore la face interne de la
méninge, la face externe de la méningine, les pléxus
du cerveau, du cervelet, la méninge du prolongement
rachidien et le névrilême.

Le tissu cellulaire, qui réunit tous les organes et les
fibres mêmes qui constituent ces mêmes organes, ces
nombreuses mailles réunies formeraient une immense
surface absorbante.

CHAPITRE VI.

De la Rhinite aiguë (catarrhe nasal, coryza, gourme.)

Nous avons été dans l'impossibilité de reconnaître des symptômes différents chez le poulain affecté de gourme et chez le cheval adulte affecté de catarrhe nasal aigu, car pour nous (et nous ne sommes pas le seul de notre avis,) l'affection est la même.

Symptômes. Dans le fait, il n'existe aucuns symptômes spéciaux, qui puissent isoler la gourme et en faire une affection particulière. Dans l'un comme dans l'autre cas, le cheval est d'abord un peu triste, nonchalant, quelquefois il a de légers frissons, sa peau est sèche, la membrane muqueuse des cavités nasales devient chaude, sèche et plus ou moins rouge ; bientôt l'écoulement nasal s'établit, d'abord peu abondant, plutôt séreux que muqueux, le cheval s'ébroue. Cette inflammation, en apparence localisée sur la muqueuse nasale, s'étend à la conjonctive, il y a larmoiement dû à l'excitation de la glande lacrymale et à l'inflammation du canal du même nom, ce qui diminue son diamètre. La muqueuse

de la bouche devient chaude, une légère tuméfaction
des ganglions lymphatiques, sous glossiens, se manifeste.
Cet état de courte durée annonce une affection bégnine ;
au bout de quatre ou cinq jours cette inflammation s'a-
paise, le fluide sécrété devient plus abondant, plus
blanc, plus consistant, plus visqueux, l'animal s'é-
broue moins souvent, et, dans l'espace de douze à
quinze jours, la maladie a parcouru toutes ses périodes,
et passe rarement à l'état chronique.

Souvent la rhinite aiguë se déclare d'une manière
bien plus grave, l'inflammation se propage et se manifeste à toutes les parties de la tête, qui devient chaude, pesante et douloureuse ; elle s'étend aux ganglions
sous-maxillaires, aux poches gutturales, aux glandes
thyroïdes ; ces organes se tuméfient au point d'y faire
naître des abcés qui se développent souvent avec une
promptitude telle qu'au bout de deux à trois jours, il
est temps d'en faire la ponction ; l'inflammation se propage au pharynx, à la trachée artére, et aux bronches ;
il y a toux plus ou moins pénible et fréquente ; des
abcés se développent aussi sur différentes parties du
corps, notamment au poitrail, aux épaules, dans l'é-
paisseur des muscles, sous les membranes séreuses du
péritoine, des plèvres et dans le parenchyme pulmonaire.
Ces abcés internes que l'on peut quelque fois soupçonner, mais jamais atteindre, déterminent une mort
prompte des sujets qui en sont affectés, soit que la matière purulente contenue dans ces foyers, détermine la
gangrène des parties environnantes, soit que son absorption détermine promptement l'altération septique du
sang et les symptômes de morve aiguë, soit enfin, ce

qui est plus rare, que ces abcès internes cachés s'enkistent; l'animal, dans ce cas, est en apparence guéri, mais il reste maigre, nonchalant et sans force ; ces abcès, après un temps variable, reviennent à l'état aigu et entraînent promptement la mort du sujet ; si la résolution de ces abcès a lieu, il y aura par la suite des symptômes de morve, comme nous aurons occasion de le démontrer à l'article : causes de l'engorgement des ganglions lymphatiques sous linguaux et de l'ulcération de la muqueuse nasale.

Ces divers symptômes sont accompagnés de mouvemens fébriles, la sécrétion muqueuse est en premier lieu encore plus rare que dans le cas précédent, elle augmente peu à peu, devient considérable, opaque, grumeleuse et diversement colorée ; une matière purulente est mélangée avec le mucus. Son écoulement a lieu par les ouvertures naturelles des cavités nasales, mais elle peut former des dépôts purulents dans les sinus de la tête, dans les cornets et devenir cause de morve.

A cette période d'état, l'animal éprouve du dégoût, de la gêne dans la respiration, et de la déglutition ; il a la langue chargée, rouge sur les bords, fièvre, quelquefois diarrhée, toujours amaigrissement prononcé.

Causes. Les causes les plus générales sont les transmigrations : parconséquent le changement de climat, de nourriture, et les arrêts de transpiration cutanée et pulmonaire, ceux-ci refoulent à l'intérieur les fluides excréteurs et par une bizarrerie de la nature, ce refoulement apporte une surabondance d'activité sécrétoire aux follicules muqueux de divers organes et donne lieu à un grand nombre de maladies.

Chez le jeune cheval, soumis à des marches longues, forcées, cette surabondance d'activité sécrétoire se manifeste plus volontiers sur la muqueuse des cavités nasales ; chez l'adulte elle se montre de préférence sur les bronches et le tissu pulmonaire.

Traitement préservatif. Il ne peut être pris que dans les règles hygiéniques, généralement peu connues et mal appliquées, ce qui se conçoit facilement ; les préceptes de ces règles étant puisés dans toutes les branches des sciences physiques, leur application judicieuse ne peut être faite que par ceux qui les connaissent et qui joignent à ces vastes connaissances, celles de l'anatomie et de la physiologie. Les règles de l'hygiène peuvent donc être considérées comme inaccessibles, même aux gens du monde, et doivent être du domaine exclusif de la haute science médicale.

Nous renvoyons cet article au traitement préservatif de l'hydro-rhinite ulcérée.

Traitement curatif. La science du médecin consiste à diminuer la surabondance d'activité sécrétoire et à calmer l'irritation des parties qui en sont le siége.

Quand l'affection est bégnine, elle ne réclame que quelques soins, du repos, des couvertures chaudes, des boissons tièdes ; la terminaison par résolution est prompte et heureuse.

Quand l'affection est assez grave pour juger qu'il faut diminuer la surabondance d'activité sécrétoire, il est nécessaire de détruire ou d'atténuer autant que possible les causes qui y ont donné lieu. On y parvient par un régime moindre, par l'emploi des saignées , des dérivatifs, des couvertures chaudes, des bandes de laine pour recouvrir la cavité glossienne et le larynx, les boissons blanches, tiédes, les bains de vapeurs à l'eau simple, les électuaires adoucissants, composés de miel, de poudre de réglisse , de guimauve; dans le cas de complication d'abcés à l'auge, s'ils sont chauds, douloureux, les onctions d'onguent populéum ; s'ils sont froids, insensibles , les onctions de basilicum , d'huile de laurier et quelquefois de vésicatoire; on en fait la ponction avec le bistouri , on doit éviter la compression des abcés ponctués , parce qu'il reste souvent à la suite de cette opération des engorgemens , sans suite fâcheuse , il est vrai , mais ils donnent à l'auge un aspect empâté , et que les demi-connaisseurs confondent avec l'engorgement des ganglions lymphatiques de cette région. Quelque fois les abcés compriment le larynx , gênent la respiration et nécessitent la trachéotomie.

Ils se forment souvent aussi aux poches gutturales et nécessitent l'opération de l'hyovertébrotomie.

D'autres abcés se forment aux articulations maxillotemporales , scapulo-humerales , et autres régions. Ces abcés sont ordinairement chauds , douloureux et suivis de plusieurs autres ; leur formation est prompte et accompagnée de fièvre ; la ponction de ces divers abcés doit être combinée suivant la disposition anatomique des parties qui en sont le siége.

Nous avons déjà dit que la résolution de ces divers abcés peut-être considérée comme cause de morve , voire même ceux qui sont profonds et longs à se former.

Ce traitement exclusivement antiphlogistique peut-il
raisonnablement être appliqué aux divers cas de rhinite
aiguë des poulains et des chevaux adultes, telle n'est
pas notre opinion? Si nous consultons les auteurs an-
ciens, nous verrons que cette affection, désignée par
eux sous les noms de gourme, de fausse gourme, de
rhume, de morfondement, était presque toujours traitée
d'une manière opposée. Cette méthode a dû compter
des succès.

Nous pensons que ces deux méthodes ne doivent point
être exclusives. C'est au médecin instruit à discerner si
le sujet à traiter est d'un tempérament sanguin, nerveux,
alors il doit employer la méthode antiphlogistique; si,
au contraire, le sujet est faible, d'un tempérament lymphatique, naturel ou acquis, la même méthode peut
déterminer et provoquer la terminaison par suppuration
ou le catarrhe nasal chronique; la méthode excitante,
sagement suivie amènera plus sûrement la résolution
dans ce dernier cas.

Terminaisons. Cette affection peut se terminer de
différentes manières et donner lieu à divers accidens
qu'il est urgent de connaître pour suivre le développement de la morve dans ses diverses causes et les tissus
primitivement affectés.

Examinons d'abord un organe, siége d'une inflammation aiguë ou chronique, et nous verrons qu'il n'y a
pas harmonie entre ces deux importantes fonctions,
les sécrétions et l'absorption. L'anatomie pathologique
fournit des preuves irrécusables qu'un organe enflammé
dont la trame est en partie formée de vaisseaux sécré-

toires et absorbans, qui participent également à cet état inflammatoire, il n'y a pas harmonie entre ces fonctions, et de là doit dériver l'explication physiologique des différentes terminaisons de cette affection.

1° Terminaison par résolution.

Elle a souvent lieu par les seuls efforts de la nature, la surabondance des sécrétions a pu être absorbée par les lymphatiques, parce que l'irritation dont ils ont été le siége a dû nécessairement augmenter l'absorption ; ces vaisseaux n'ont pas eu un travail au-dessus de leur activité, ou bien la science du médecin en diminuant la surabondance sécrétoire a concouru à rétablir l'harmonie entre ces deux fonctions.

La nature s'est posée à elle-même des limites pour arriver à cette heureuse terminaison, et le médecin doit en profiter pour l'aider. Ce temps est ordinairement de huit à vingt jours ; après lequel la terminaison doit se manifester ; on la reconnaît à l'amélioration des symptômes qui ont manifesté le trouble de ces deux fonctions ; le mucus nasal sécrété diminue, il perd de ses caractéres purulens, il se rapproche de son état normal, devient visqueux et transparent, et finit par ne plus couler par les naseaux ; il lubréfie la muqueuse nasale, reprend son rôle d e conservateur, l'harmonie entre les sécrétions et l'absorption est rétablie, la guérison a lieu.

2° Terminaison gangreneuse (coryza gangreneux.)

Cette terminaison est sans contredit une des plus fâcheuses, l'inflammation de la muqueuse nasale a été assez forte pour forcer les vaisseaux séreux à admettre la partie colorante du sang et la matière fibrineuse. Ces vaisseaux sont dilatés, déchirés, et il en résulte un épanchement sanguignolent dans les aréoles du tissu cellulaire, où ce fluide devient corps étranger. Si les lymphatiques absorbans ne suffisent ou ne peuvent le transporter dans le torrent général de la circulation, la putréfaction s'en empare, et de sécrétoire qu'il était il prend la qualité de virus et tout virus irrite les bouches absorbantes qui continuent leurs fonctions ; de cette manière ce fluide est transporté dans le torrent général de la circulation, et y détermine l'altération septique du sang, la mort du sujet, ou de nouveaux phénomènes qui troublent la nutrition.

Tous les cas de corysa gangreneux ne sont pas mortels ; la gangrène peut être partielle et entraîner la destruction et la chute d'une portion de la muqueuse nasale. Ces phénomènes se remarquent presque toujours à l'entrée des cavités nasales, et donnent lieu à des excroissances charnues, véritables polypes ou condylomes qui gênent la respiration et entretiennent un jetage muqueux, écumeux et blanchâtre. Quelque fois, mais plus rarement, la gangrène frappe la cloison cartilagineuse du nez d'où résulte sa perforation, et une fibro-chondrite jusqu'alors incurable. Le jetage qui en est la suite est muquoso-purulent avec odeur sui-généris, et sifflement particulier de la respiration.

Cette terminaison avec carie de la cloison cartilagineuse du nez, peut avoir des suites fâcheuses et devenir cause de morve.

3o Terminaison par suppuration.

Cette terminaison donne lieu à la persistance de l'écoulement nasal et constitue le catarrhe nasal chronique. Elle peut aussi être envisagée comme cause de morve, et être occasionnée par un traitement antiphlogistique, appliqué sur des animaux avec trop de persévérance et qui sont sous l'influence du tempérament lymphatique naturel ou acquis.

Nous désignerons cette terminaison sous le nom d'hydro-rhinite. Cette nouvelle étiologie nous a paru nécessaire pour bien exprimer notre pensée et la faire comprendre en ce qui concerne les causes de la morve et pour suivre dans toutes les circonstances les tissus primitivement affectés.

L'hydro-thorax est la suite de la pleurésie, comme l'hydro rhinite est la suite de la rhinite.

Cette terminaison, par sa gravité, par ses caractères particuliers, par la difficulté de son traitement et de ses suites fâcheuses, mérite l'article particulier que nous allons lui consacrer.

CHAPITRE VII.

De l'ydro-rhinite. (Catarrhe nasal chronique.)

La terminaison par suppuration de la rhinite aiguë, constitue en quelque sorte une affection nouvelle, désignée et counue sous le nom de catarrhe nasal chronique. Nous nous permetto: s un nouveau néologisme en la désignant sous celui d hydro-rhinite ; le catarrhe nasal parvenu à cette période, réclame de la part du vétérinaire des soins tout particuliers et ce n'est pas toujours qu'il peut parvenir à rétablir l'harmonie entre les fonctions sécrétoire et absorbante. Après la période assignée par la nature pour la guérison de cette affection, l'écoulement nasal persiste ; à quoi est due cette persistance ? Quel est celui des deux systèmes qui reste malade ? Sont-ce les vaisseaux séreux qui continuent à fournir cette surabondance, ou bien les vaisseaux lymphatiques absorbans qui, tombés dans le relâchement et l'atonie, n'absorbent pas la matière des sécrétions, même naturelles ? Cette dernière hypothèse que nous croyons fondée (et que nous démontrerons par des analogies frappantes), fait la base de notre jugement sur la nature de cette affection et de l'hydro-rhinite ulcérée, ou morve des chevaux.

La non absorption des sécrétions entretient une irritation continuelle des criptes muqueux, et ceux-ci au lieu de fournir un fluide muqueux et conservateur, comme on le remarque à l'état sain, fournissent un fluide mucoso-purulent qui peut s'échapper au dehors, toutes les fois que la surabondance sécrétoire est limitée aux régions essentiellement muqueuses de cette membrane. Il arrive souvent que la membrane séro-muqueuse qui tapisse l'intérieur des cornets et des sinus, est le siége de cet état pathologique : il y a alors collection séro-mucoso-purulente.

Puisque le système absorbant est destiné par ses vaisseaux à prendre à l'état sain le mucus nasal sécrété et à le porter dans le torrent général de la circulation, après lui avoir fait traverser les ganglions de ce système, où il reçoit une élaboration qui doit le rendre propre à fournir de nouveaux matériaux réparateurs, son rôle n'a dû être que passager et essentiellement conservateur; mais dans le cas d'hydro-rhinite, les radicules lymphatiques ont participé à l'irritation du système sécrétoire, et forment avec ces derniers une partie de la trame de l'organe ; ils ont donc absorbé une matière purulente, mélangée avec le mucus, et cette matière purulente absorbée, peut devenir par la suite cause de l'engorgement des ganglions lymphatiques sous glossiens, de l'ulcération des membranes muqueuses, comme nous aurons occasion de le remarquer par la suite.

Les radicules lymphatiques ont été le siége d'une

irritation , mais n'est-il pas généralement admis en physiologie , et l'expérience ne démontre-t-elle pas journellement qu'elles ont une tendance à perdre promptement leur action contractile. Des médecins physiologistes vont même jusqu'à penser que le système lymphatique n'est pas susceptible d'irritation , ou si cet état existe , il est de courte durée, mais il est certain que dans une foule de cas et par suite de dispositions particulières , les vaisseaux absorbans , irrités , passent promptement à l'état d'atonie et de relâchement.

Ce relâchement des lymphatiques , leur atonie , leur inaction souvent caractérisée par un amas de sérosité fournie par les vaisseaux sécrétoires , déposée dans les mailles du tissu cellulaire et non absorbée , est une preuve évidente de ce phénomène physiologique , si propre à donner lieu dans cette circonstance à la persistance de l'écoulement nasal et à son séjour dans ces cavités , sans issues naturelles.

On peut donc de ce raisonnement donner des analogies et en déduire les conséquences suivantes :

1° Le fluide qui s'écoule par les cavités nasales du cheval affecté de catarrhe nasal chronique est bien réellement une hydropisie des membranes muqueuses. (Hydro rhinite.)

2° Si ce fluide est muqueux au lieu d'être séreux , c'est que cette qualité lui a été imprimée par les criptes ou follicules dont est pourvue cette membrane , pour remplir le but que lui a assigné la nature.

3° Si ce fluide est purulent au lieu d'être séreux , comme dans les autres hydropisies , c'est sa nature mu-

queuse que contient une plus grande quantité d'albumine, qui, mise en contact avec l'air extérieur, se décompose promptement : C'est l'état pathologique des
criptes muqueux qui ne peuvent lui imprimer ces qualités naturelles.

4° Si cette hydropisie muqueuse ne forme pas amas
de liquide sécrété, c'est qu'il a issue par les voies naturelles des cavités nasales.

5° Si cette hydropisie a lieu dans les sinus et les
cornets, il y a issue incomplète et collection purulente.

6° Si l'amas est séreux ou séro-albumineux, comme
on le remarque dans l'hydro-thorax et non purulent,
c'est que telle est la mission dévolue aux membranes
séreuses; il leur suffit d'être humectées par un fluide
vaporeux ; elles n'ont pas besoin d'être, comme les muqueuses, préservées du contact des corps étrangers.

7° La plupart des hydropisies qui affectent les chevaux, ne sont mortelles que quand l'amas ou collection
séreuse est sans issue et qu'il est devenu assez considérable pour gêner et anéantir des fonctions essentielles
à la vie; ce qui n'a pas lieu dans l'hydro-rhinite, à
cause de la persistance de l'écoulement.

8° Si le liquide qui constitue l'hydro-thorax ne détermine pas toujours par son séjour dans l'économie
animale, l'engorgement des ganglions lymphatiques et
l'ulcération des muqueuses nasales, c'est que les lymphatiques absorbans n'ont pas porté de matière purulente, d'abord dans ces mêmes ganglions et ensuite dans
le torrent général de la circulation.

9° Si dans l'hydromètre de la vache, on remarque

constamment à la suite de cette affection, des tubercules et des vomiques dans les poumons, c'est parce que, comme l'hydro-rhinite, l'amas est séro-mucoso-purulent et que les lymphatiques absorbans ont porté dans la circulation une matière purulente, capable de produire les lésions pathologiques que l'on remarque dans l'hydro-rhinite ulcérée.

Cet exposé démontre que les symptômes d'engorgemens ganglionnaires et d'ulcérations muqueuses, peuvent être la suite de la persistance du jetage ou de l'hydro-rhinite, et que parconséquent la morve peut succéder à cette affection.

Symptômes. Disparition du type inflammatoire, persistance du jetage, le plus souvent des deux côtés; le mucus rejeté est homogène, d'un blanc opacte et quelquefois demi transparent : Pâleur ou couleur livide de la muqueuse apparente ; s'il y a des ganglions engorgés, ils sont isolés, circonscrits, moins adhérents que dans la morve, l'animal a des allures moins vives, le poil reste terne et piqué, la peau paraît plus adhérente aux tissus sous jacents.

Le jetage paraît quelquefois plus abondant d'un côté que de l'autre, plus épais, son aspect est purulent, il tombe en gros flocons à la suite de certains mouvemens de la tête, indice presque certain de dépôt dans les sinus.

La résonnance nasale par la percussion sur les régions soupçonnées, peut aussi donner en l'employant avec précaution, la certitude de la plénitude d'un ou de plusieurs sinus; il y a dans ce cas matité exclusive ou simultanée, la matité se remarque en raison de la plénitude.

A la suite de la rhinite aiguë, on remarque quelquefois un léger boursouflement de la partie inférieure de la cloison cartilagineuse du nez, par suite de l'inflammation dont elle a été primitivement le siége ; dans ce cas, les symptômes de la rhinite chronique se compliquent d'une gêne dans la respiration , et le mucus rejeté est écumeux.

Cette inflammation arrivée à sa période chronique , peut encore se compliquer de polypes dans une ou les deux cavités nasales ; la gêne de la respiration est plus manifeste, le jetage est aussi écumeux et mélangé de quelques stries sanguignolentes.

La perforation de la cloison a lieu quelquefois ; le siége de cette ouverture est variable , mais on la rencontre le plus souvent à la partie inférieure , dans ce cas la respiration est plus ou moins sifflante, le jetage est plus séreux , et répand une odeur sui généris.

Causes. Nous avons suffisamment démontré les causes de la persistance de l'écoulement nasal , nous les avons trouvées dans l'irritation primitive du système sécrétoire, irritation qui a continué au-delà du temps assigné par la nature pour amener la guérison ou la terminaison par résolution , et a déterminé le relâchement et l'atonie du système absorbant.

Traitement. L'hydro-rhinite est très-difficile à guérir et même on n'y parvient pas toujours, surtout dans les chevaux âgés ; d'après notre manière d'envisager cette affection , la physiologie pathologique indique l'emploi

des moyens capables de rappeler à l'état primitif la fonction absorbante, et de rétablir l'harmonie entre les sécrétions et l'absorption.

Ces moyens consistent à diminuer les sécrétions nasales par l'emploi des dérivatifs, les setons et les vésica-
toires sur le chanfrein, à la partie supérieure de l'enco-
lure, par des purgatifs répétés avec précaution et alternés
avec les dieurétiques; l'emploi du tartrate antimonié
de potasse (émétique) administré à l'intérieur à la dose
de vingt grammes, le matin à jeûn et incorporé dans
suffisante quantité de miel. Cette dose peut être portée
à trente grammes et continuée pendant quatre jours
sans interruption. Cette administration procure à l'animal de la tristesse, du dégoût, des tremblemens; ces
symptômes sont de courte durée, et suivi d'une augmentation des sécrétions intestinales et urinaires, et
d'une diminution notable des sécrétions nasales.

Cette administration se renouvelle, se combine avec
les excitans généraux et les injections stimulantes dans
les cavités nasales; cette médication stimule et excite
le système absorbant d'une manière locale et générale;
on rappelle en quelque sorte cette affection à son état
aigu et primitif; on la combat ensuite par les moyens
que nous avons indiqués.

Si l'on soupçonne la plénitude d'un ou de plusieurs
sinus, l'application du feu répétée sur ces régions,
peut, en excitant localement les vaisseaux lymphatiques,
déterminer l'absorption de la collection purulente et donner lieu à la guérison, sauf à avoir à redouter par la
suite les effets de cette absorption.

La trépanation compte aussi des succès. Des injections stimulantes et détersives, peuvent rétablir l'harmonie, quand la collection n'est pas ancienne ; elles se pratiquent au moyen d'une seringue à canule recourbée et pourvue d'un bouton ; le liquide injecté ne doit pas séjourner dans ces cavités ; si la collection est ancienne, la membrane séro-muqueuse qui remplit ici les fonctions de périoste s'épaissit, le tissu osseux sous jacent se boursoufle et offre des granulations miliaires, rougeâtres ; l'affection arrivée à cette période, offre peu de chances de succès. Cependant, l'on peut tenter les injections d'hydrate d'argent à la dose de deux gros, dissous dans un demi-litre d'eau distillée. Ces injections cautérisent légèrement la surface de ces membranes, elles changent la nature des sécrétions ; un chapelet d'étoupes fines, introduit dans le sinus après les injections et renouvelé quatre fois par jour, absorbe le produit des sécrétions ; l'ouverture du trépan est bouchée avec un liége taillé en gourde, et un bandage en masque est appliqué sur le chanfrein.

La collection purulente peut aussi exister dans les cornets ; les moyens de la détruire avec quelques chances de succès sont encore un problème à résoudre.

Les applications et les injections d'eau froide peuvent aussi avoir des succès, l'eau à une basse température, agit puissamment comme tonique sur le système lymphatique.

Le vert en liberté procure des guérisons ; elles se remarquent plus particuliérement sur de jeunes chevaux ; la position basse de la tête, les ébrouemens fréquens du cheval au pâturage, la période purgative du vert, l'insolation, le bon air, la liberté, l'abondance d'une nourriture choisie, sont autant de moyens qui agissent comme toniques et stimulans généraux.

Nous eûmes à traiter dans notre pratique civile une gastro-entérite enzootique causée par une nourriture trop excitante et l'usage inconsidéré du vin ; parmi le nombre de ces chevaux, un, déjà âgé, avait depuis plus d'un an une hydro-rhinite bien caractérisée.

Cette dernière affection, rappelée par ces causes à son état aigu et primitif, fut combattue par les anti-phlogistiques, et en moins d'un mois, le cheval fut radicalement guéri.

CHAPITRE VIII.

De l'hydro-rhinite ulcérée. (Morve chronique) ayant pour cause l'irritation primitive du système sécrétoire.

Nous venons de voir comment la muqueuse des cavités nasales du cheval affecté d'hydro-rhinite, sécrété de la matière mucoso-purulente et comment cette matière se trouve en contact avec les bouches des vaisseaux lymphatiques. Nous avons dit que ces vaisseaux, par suite de l'irritation à laquelle ils ont participé, étaient tombés dans le relâchement, l'atonie et l'inaction ; mais que, cependant, la fonction absorbante lymphatique et veineuse n'était pas totalement anéantie ; mais qu'étant seulement incomplète ou insuffisante, l'absorption de la partie séreuse avait encore lieu ; aussi, le mucus rejeté est plus visqueux et plus collant à l'orifice des narines.

Cette partie séreuse dissout et entraîne de la matière purulente, elle est dirigée par ces vaisseaux aux ganglions lymphatiques sous glossiens. Ce qui prouve d'une manière incontestable que cette marche a lieu ainsi, ce

sont les inoculations pratiquées sur la muqueuse nasale
d'animaux sains et qui produisent peu de temps après
un engorgement de ces mêmes ganglions, que la matière
inoculée provienne d'un abcès, d'un seton, qu'elle soit
prise sur l'animal inoculé ou sur un autre; ces phénomènes d'inoculation disparaissent souvent sans suites fâcheuses. C'est ici le lieu de considérer combien est éphé-
mère, dans ces cas d'inoculation, le contact de la matière purulente avec les bouches absorbantes des lymphatiques, en comparaison du contact constant et de
longue durée de la matière purulente mélangée, dissoute dans l'air respiré et le mucus nasal du cheval
affecté d'hydro-rhinite; de grandes plaies suppurantes,
des dépôts séreux ont, par résorption, porté le trouble
dans l'économie animale, et déterminé les phénomènes
pathologiques de la morve et du farcin. Pourquoi n'en
serait-il pas de même dans le cas d'hydro-rhinite; ici
seulement, les phénomènes d'inoculation paraissent plus
lents et il doit en être ainsi, parce que le système absorbant local est sous l'influence atonique, que le pus
est mélangé avec le mucus nasal, qu'il est en moindre quantité et a issue plus ou moins promptement, suivant le siége de la sécrétion.

La nature irritante de la matière absorbée, détermine
l'engorgement des ganglions lymphatiques; l'animal est
jeteur et ganglionné, symptômes placés ici dans l'ordre
de leurs développemens; ces symptômes restent souvent
stationnaires pendant un long espace de temps, la matière résorbée est élaborée par les ganglions avant que
d'arriver dans le torrent général de la circulation. Cette

élaboration due à la sagesse de la nature pour la conservation des êtres vivans et en particulier pour l'espéce
solipéde, doit ralentir, atténuer et détruire une certaine
quantité de matiére morbifique ; cependant il arrive une
époque où l'économie animale se trouve infectée, le
liquide circulatoire est modifié, l'affection de local est
devenue générale, des tubercules se développent dans
le parenchyme pulmonaire, dans l'épaisseur de la muqueuse nasale ; ces tubercules miliaires dans le premier
abord, grossissent, se multiplient, se ramollissent,
s'abcèdent, se groupent, forment des ulcérations plus
ou moins étendues ; le cheval alors réunit les trois
symptômes qui caractérisent cette redoutable affection.

Si l'absorption purulente était prompte et abondante,
si cette matière absorbée n'était pas élaborée par de
nombreux ganglions, si elle n'avait pas à suivre la route
tortueuse et lente des vaisseaux lymphatiques et qu'elle
arrivât directement dans les veines, les effets les plus
funestes en seraient promptement la suite ; l'animal ainsi
inoculé, serait en peu de temps affecté de la morve
aiguë et du farcin ; tel est le résultat d'expériences ré-
cemment faites et publiées par MM. les professeurs
vétérinaires Renault et Bouley.

Symptômes. Ceux que nous avons déjà observés à
l'article hydro-rhinite, se compliquent ; le jetage se manifeste souvent plus d'un côté que de l'autre ; les ganglions lymphatiques sous glossiens, se développent, ils
deviennent durs, adhérens à la face interne de la tubérosité maxillaire, ils semblent accolés à l'artère glosso-
faciale et au canal parotidien ; l'engorgement ganglion-

naire forme souvent une traînée longue , profonde, bosselée , peu apparente et sensible au toucher. Cette traînée est la suite d'engorgemens partiels des divers ganglions qui , à l'état sain, sont rangés dans cette région à la suite les uns des autres en forme de chapelets.

L'engorgement se manifeste du côté que le jetage a lieu ; ce symptôme constant est la preuve physiologique, évidente de la communication des vaisseaux lymphatiques afférens, qui prennent naissance à la surface des muqueuses nasales avec les ganglions sous glossiens.

Quelque fois l'engorgement ganglionnaire paraît unique , dur , rond, mobile, plus ou moins gros , le plus souvent insensible ; quand l'animal témoigne de la douleur , il est presque certain qu'il contient dans son centre une petite quantité de matière purulente, épaisse, jaunâtre , grumeleuse ; il est constamment situé en face et accolé à l'artére glosso-faciale.

D'autres fois les ganglions engorgés sont nombreux, de grosseur variable , situés des deux côtés ; ils remplissent l'intervalle maxillaire, dépassent le niveau des tubérosités de cet os et rendent la tête de l'animal difforme et empâtée.

Ces divers engorgemens augmentent, diminuent , disparaissent quelque fois , ou restent stationnaires ; rarement les autres symptômes apparaissent sans celui-ci.

Le mucus nasal est plus ou moins abondant, diversement coloré, plus visqueux, plus collant à l'orifice des narines que dans le cas d'hydro-rhinite ; il augmente pendant l'exercice ; il est grumeleux et contient quelque fois des stries sanguignolentes , des lambeaux de croûtes plus ou moins épaisses et desséchées ; si on le plonge dans l'eau, il ne surnage pas, il se dissout plus difficilement. Jeté sur des charbons ardens, il se boursoufle moins et répand une odeur infecte, particulière, qu'il n'est pas facile de comparer.

Dans le cas de collection dans les sinus, le fluide est rejeté par fois en gros flocons visqueux, ou il est plus séreux, grisâtre et infect.

Si la collection est ancienne, des boursouflemens osseux se remarquent extérieurement en face des sinus remplis, si on les frappe, l'animal témoigne de la douleur, il y a matité.

L'épiphora se remarque aussi fort souvent du côté du jetage ; ce symptôme indique la plénitude du sinus lacrymal et le rétrécissement du canal de ce nom.

Si on examine avec toute l'attention que comporte le sujet, l'aspect de la muqueuse nasale, elle est dans cette affection qui reconnaît pour cause l'irritation primitive du système sécrétoire, plutôt pâle que livide, les sinus veineux sont moins apparens ; si on la touche avec le doigt, on sent dans l'épaisseur de cette membrane de petits tubercules, durs et formant des aspérités. Ces corps se ramollissent, s'élèvent, une auréole rougeâtre les entoure, le centre blanchit, s'abcède ; quand ils sont isolés, l'ulcère qui en résulte est petit, il sécrète une liqueur séreuse, roussâtre ; il se cicatrice souvent et l'on aperçoit à sa place, une surface plus blanche, rayonnée, s'ils sont groupés, leur réunion forme un large ulcère qui suinte abondamment une liqueur séreuse, mais qui devient à la suite plus épaisse, plus blanche, plus visqueuse ; dans le premier abord, l'aspect de l'ulcère est rougeâtre, fongueux, à bords élevés ; ces fongosités s'affaissent, deviennent filandreuses, dures, blanchâtres, veloutées et dépassent un peu le niveau de la surface muqueuse.

Ces ulcères d'un aspect tout particulier, n'offrent jamais de traces de cicatrices rayonnées, le jetage est permanent.

D'autrefois l'ulcère est creux, les bords irréguliers, il forme une traînée longitudinale, qui a plus ou moins de largeur, le suintement est comme dans le cas précédent, plus séreux dans le premier abord ; il devient plus épais et offre plus souvent des stries sanguignolentes et des pellicules de croûtes desséchées.

Les ulcérations muqueuses ne s'aperçoivent pas toujours, elles se sentent quelquefois, en introduisant profondément le pouce dans les cavités nasales.

Dans une foule de cas, ce symptôme caractéristique de la morve ne s'aperçoit pas, les ulcérations étant situées à la partie supérieure des muqueuses, à la base des cornets ; mais on peut raisonnablement les soupçonner et on acquiert un degré de certitude en examinant attentivement la muqueuse nasale ; si un ulcère se forme, il acquiert de la rougeur, un certain degré d'inflammation qui est de courte durée, et un jetage plus séreux lui succède. Ces symptômes se renouvellent à chaque formation de nouveaux ulcères.

S'il y a tendance à cicatrisation, c'est-à-dire, si un ulcère se cicatrise et qu'il s'en développe un autre, l'abondance du jetage est variable, périodique dans sa nature visquoso-purulente, l'engorgement des ganglions sous glossiens, se développe ou diminue périodiquement.

La toux se manifeste quelquefois, ce symptôme n'est pas constant dans la morve chronique, on le remarque cependant permanent dans le cas de gros tubercules dans les poumons et principalement de vomiques, il est périodique dans celui d'ulcéres dans la tranchée artère.

La thyroidite de l'un ou de ces deux corps glandiformes s'observe presque constamment dans cette affection, elle suit et accompagne les diverses périodes de la rhinite aiguë, chronique, ulcérée; cette observation est digne de remarque.

Causes. La rhinite aiguë a eu pour causes les arrêts de transpiration, le changement de nourriture, la transmigration, les marches forcées; cette affection s'est terminée par suppuration, c'est-à-dire, que la fonction absorbante est devenue par suite de l'atonie de ces vaisseaux, incomplète et insuffisante, une nouvelle affection ou l'hydro rhinite en a été la suite; la persistance du jetage, met en contact la matière purulente, avec le système absorbant; la résorption de cette matière a lieu lentement, par suite de l'état atonique et de relâchement des lymphatiques, mais arrive une époque favorisée par diverses circonstances, où elle est suffisante, elle occasionne des tubercules dans le parenchyme pulmonaire, dans l'épaisseur des membranes muqueuses nasales, ces tubercules se développent, s'abcèdent, forment des ulcérations qui caractérisent l'hydro-rhinite ulcérée.

Ces phénomènes pathologiques et symptomatiques se

développent successivement, dans l'ordre que nous avons indiqué : 1° inflammation de la muqueuse nasale, suivie de jetage ou écoulement mucoso-purulent par les cavités nasales : 2° engorgement des ganglions sous glossiens : 3° ulcérations des muqueuses nasales ; on les remarque plus particuliérement sur les chevaux de poste , de diligence, de roulage, sur les convois de marchands , sur les remontes de l'armée ; ils se développent plus ou moins promptement , suivant l'âge et le tempérament des animaux. Nous verrons à l'article suivant , d'autres causes produire les mêmes effets, mais avec une succession de symptômes différens.

Traitement préservatif. (Prophylaxie.)

Il aurait peut-être été plus convenable de traiter des régles prophylactiques à l'article rhinite aiguë , car il ne s'agit ici que de soustraire les animaux à quelques-unes des causes qui déterminent cette affection , et de quelques moyens propres à en prévenir les suites fâcheuses. L'étude des causes (étiologie) est donc ici d'une grande importance, puisque par leur action sur l'économie elles donnent lieu au développement des maladies ; pour soustraire les animaux aux causes premières de cette affection , il est urgent de connaître et ces causes et les effets qu'elles doivent produire.

La prophylactique est presque toujours confiée à des hommes étrangers à l'art de guérir et cette anomalie singuliére , contribue à la terminaison funeste de la rhinite aiguë et aux conséquences qui en sont la suite.

Nous abordons difficilement sans critique un sujet

aussi important ; mais laissons au temps le soin de faire connaître la somme de connaissances positives et variées qu'il faut posséder pour faire une application judicieuse des régles relatives et propres à la conservation du cheval.

Nous dirons que, relativement à la transmigration, le premier soin de l'acheteur, du conducteur, ou du préposé à la surveillance des chevaux, doit s'enquérir du mode d'éducation locale, à l'effet de connaître, si les animaux ont été élevés au sec ou dans les pâturages, la nature des plantes qui entrent dans la composition de ces fourrages, la durée de la nourriture sèche ou verte. Si ces animaux sortent des pâturages gras, bas et humides, ils offrent un état d'embompoint qui n'est qu'une pléthore séreuse, ils sont sous l'influence du tempérament lymphatique et susceptibles de contracter les affections atônes.

Les propriétaires, les conducteurs ou surveillants, doivent savoir que le changement de la nourriture verte à la nourriture sèche, ne doit se faire que graduellement; cette gradation doit durer au moins vingt jours pour les chevaux nourris depuis longtemps au vert; et si cette dernière n'est pas pratiquable, comme cela arrive souvent, on doit y remédier en diminuant la ration sèche ; l'intestin est devenu paresseux, par suite d'une nourriture aqueuse, il ne faut donc pas le surcharger et lui donner un travail au-dessus de ces forces, le système absorbant est le siège de cette faiblesse. Par ces sages précautions on évite les indigestions, les irritations intestinales et fort souvent la rhinite-aiguë; les alimens secs doivent être choisis, aspergés d'eau salée pour donner du ton à l'estomac, à l'intestin, entretenir la contractilité de ces organes et faciliter la digestion. Si celle-ci est pénible, laborieuse, des sueurs partielles se remarquent sur différentes parties du corps et il peut en résulter des arrêts de transpiration, causes premières de l'affection qui nous occupe. Donner peu d'avoine à la fois, la saupoudrer de muriate de sonde ou sel de cuisine dans le but précité, il agit encore comme anti-putride. Rejeter ce faux point d'orgueil, de vouloir amener des convois de chevaux, en apparence gras et pléthoriques, mieux vaut prendre les mesures prescrites et ne pas avoir à redouter un grand nombre de suites fâcheuses.

Les boissons doivent être blanchies avec de la farine d'orge, battues, aérées, amorties au besoin avec une certaine quantité d'eau tiéde, aiguisée de temps en temps avec le nitrate de potasse (sel de nitre) et même avec du vinaigre.

Les premiers jours de marche doivent être courts, de huit à dix kilomètres au plus ; dans le cas contraire, c'est-à-dire si les marches sont longues, il y a irritation générale de l'organisme et la moindre variation atmosphérique détermine des arrêts de transpiration cutanée et pulmonaire, la podophyllite aiguë (fourbure). Il est nécessaire de débuter par une marche lente, une heure après le repos, augmenter la vitesse insensiblement, la diminuer progressivement avant l'arrivée, éviter les grandes chaleurs si l'on va du nord au midi, dans le cas contraire, éviter les grands froids et surtout les temps pluvieux.

Les grandes chaleurs, l'insolation, excitent des sécrétions abondantes, cutanées, intestinales, le système absorbant moins actif ne peut suffire à rentrer dans le torrent circulatoire le produit des sécrétions, de là des sueurs abondantes, des congestions intestinales, pulmonaires, et surtout des cavités nasales, le tissu cellulaire sous muqueux de la pituitaire étant plus susceptible d'infiltration que celui des autres muqueuses ; pour rétablir l'harmonie entre ces deux importantes fonctions, si le cheval est couvert de sueurs, il faut d'abord éviter les courants d'air et employer immédiatement les bouchonnemens ; qu'on ne s'imagine pas ici, que le bouchon de paille a pour but d'enlever l'humidité ou le produit condensé de la transpiration ; il ne produit rien de semblable, mais il agit d'une manière bien plus efficace, les frottemens répétés de cet ustensile, excitent les bouches absorbantes des lymphatiques cutanés, leur donnent une grande activité, elles pompent la sueur ou le produit condensé des sécrétions, le reste s'évapore, l'harmonie se rétablit insensiblement entre ces deux fonctions ; mais il ne faut pas oublier qu'une congestion interne, intestinale, de nature séreuse est concomitante avec l'abondance de la sueur et qu'il ne faut pas surcharger l'estomac, ni les intestins ; une heure de repos est suffisante pour donner au système lymphatique interne le temps de reporter dans le torrent circulatoire le produit de la surabondance des sécrétions.

Les courants d'air frais suppriment subitement les sécrétions cutanées et pulmonaires, sans exciter comme le bouchon le système absorbant ; de là un refoulement d'humeurs sécrétoires qui déterminera plus ou moins promptement l'irritation de quelques organes. La muqueuse nasale est fréquemment le siége de ces phénomènes pathologiques ; parce que son système veineux est plus abondant, son tissu cellulaire sous muqueux plus susceptible de congestion séreuse que les autres membranes muqueuses.

Les boissons fraiches produisent le même effet, si elles sont données avant le rétablissement de l'harmonie entre les fonctions sécrétoires et absorbante interne.

Si des circonstances majeures, imprévues et inévitables arrivent et causent ces arrêts de transpiration dont les suites peuvent être si graves, il est urgent dans ces cas d'en atténuer autant que possible la gravité et les effets. Ici la pratique en est plus difficile et exige des connaissances médicales plus étendues.

Nous allons indiquer brièvement et avec méthode les moyens les plus usités et les plus sûrs d'y parvenir.

Le cheval, élevé ou nourri au sec depuis longtemps, sera plutôt affecté de podophilite aiguë, (fourbure) de congestion intestinale, d'apoplexie pulmonaire ; des saignées générales de cinq à six kilogrammes et proportionnées à l'âge, à la force, à la constitution, à l'état d'embompoint, doivent être pratiquées immédiatement ; des boissons blanches, nitrées, la diète, les pédiluves froides dans le premier cas, des lavemens émollients, seulement tièdes ; dans le second, le repos absolu, ou une marche lente, libre et interrompue ; des électuaires composés de miel et de poudre de réglisse, fréquemment administrés, des boissons tièdes et des couvertures chaudes.

Si la congestion a lieu sur les muqueuses nasales, il
y a augmentation des sécrétions, mais l'écoulement est
séreux, limpide et transparent, la couleur de la muqueuse est rouge ; cette congestion n'est pas constamment limitée aux cavités nasales ; elle s'étend au larynx,
à la trachée artère, aux bronches. Limitée aux cavités
nasales, le cheval s'ébroue ; si elle s'étend aux bronches, il y a toux, plus ou moins forte, sonore et pénible ; les saignées employées pendant la période de la
sécrétion séreuse, diminuent l'abondance sécrétoire,
cause de la congestion ; celle-ci disparaît, l'harmonie
un instant troublée se rétablit ; mais il n'en arrive pas
toujours ainsi, la période de la sécrétion séreuse passe
inaperçue aux yeux peu exercés de la plupart de ceux
qui sont chargés des convois. Cette période sécrétoire
disparaît, il y a rougeur et plutôt sécheresse de la muqueuse nasale ; la période inflammatoire existe et succède à la précédente, il y a rhinite aiguë, et si cette
affection n'est pas compliquée de bronchite avec symptômes de toux, cette période passe encore inaperçue
aux yeux vulgaires ; la sécrétion mucoso-purulente ne
tarde pas à s'établir plus ou moins abondantes par les
cavités nasales ; l'animal est, s'il est jeune, affecté de
gourmes (rhinite aiguë des jeunes animaux), et s'il
est plus âgé, de catarrhe nasal (rhinite aiguë des adultes). Ces symptômes de jetage ne sont la plupart du
temps que faiblement combattus ; l'opinion généralement admise, parmi les hommes étrangers à l'art de
guérir, est de les respecter scrupuleusement et de laisser ce qu'on est convenu d'appeler l'animal s'épurer,

jeter ces gourmes ; cette opinion si elle n'est pas fondée
sur le raisonnement physiologique, ne doit pas pour
cela être rejetée sans examen ; l'expérience ayant démontré que la méthode de laisser l'animal jeter ses
gourmes et même de favoriser ce jetage, avait eu des
succès.

Nous allons rechercher les motifs et les causes de
ces deux méthodes et les sujets sur lesquels elles peuvent être appliquées avec succès.

1° Première Méthode. La rhinite aiguë parvenue à
la période où le jetage mucoso-purulent se manifeste,
doit encore être combattue par les saignées, les vapeurs aqueuses dirigées dans les cavités nasales, les
électuaires adoucissans, la diète, une marche lente;
mieux vaudrait le repos absolu.

Cette méthode antiphlogistique diminue les sécrétions,
empêche, rend plus rare la formation de ces abcès qui
se développent souvent aux poches gutturales, aux ganglions sous glossiens, aux articulations maxillo-tempo-
rales et autres régions profondes. Ces abcès, plus ou moins
prompts à se former, donnent lieu à la résorption purulente, qui, comme nous l'avons dit, est susceptible
de donner lieu dans un temps plus ou moins éloigné,
aux phénomènes pathologiques de l'hydro-rhinite ulcérée.

Ces symptômes de rhinite aiguë avec complication
d'abcès, se remarquent plus particulièrement sur les
chevaux nourris et élevés au sec, ou dans des pâturages
substantiels et toniques, où le système sanguin prédomine. (Tempérament sanguin.)

Si cette méthode n'est pas employée et qu'on abandonne l'affection aux soins de la nature, les sécrétions abondantes de nature purulente, restent longtemps en permanence avec les bouches absorbantes des cavités nasales, l'atonie du système absorbant en est la suite, et l'affection se termine par suppuration. Cette terminaison peut donner lieu par la suite aux phénomènes pathologiques de l'hydro-rhinite ulcérée.

La méthode antiphlogistique peut être à juste titre classée ici au nombre des moyens préservatifs de cette affection.

2° DEUXIÈME MÉTHODE. Abandonner cette affection aux soins de la nature, favoriser par quelques moyens le jetage, est une méthode ancienne sanctionnée par des succès, mais elle n'est applicable qu'aux animaux qui sont sous l'influence du tempérament lymphatique. Cette distinction est indispensable et nécessaire pour arriver à des résultats positifs ; la difficulté la plus grande est peut-être de discerner ces deux conditions.

Nous renvoyons pour plus de détails à l'article (de la prédominance lymphatique et de ses causes), quoi qu'il en soit, l'animal qui est sous cette influence, est moins sujet aux abcès gourmeux, son système lymphatique est moins actif, il est disposé à passer plus promptement à l'état, atonique la permanence du jetage est plus certaine après la période assignée par la nature pour la résolution. Pour prévenir cette terminaison fâcheuse, il faut diminuer les sécrétions par un régime moindre, et entretenir la contractilité du système absorbant local et général ; les fumigations aromatiques dirigées dans les cavités nasales , les électuaires toniques composés de miel de poudres cordiales , les breuvages vineux.

Dans l'un et l'autre cas , après l'apparition du jetage il se développe souvent un engorgement des ganglions lymphatiques sous-glossiens, la tuméfaction des glandes parotides , d'autres tumeurs plus ou moins éloignées de la région gutturale. La matière purulente mélangée avec le mucus nasal a été absorbée et transportée á ces ganglions ; cette absorption a été prompte, parce que le système lymphatique n'est point encore dans le relâchement ni l'atonie, elle y détermine une irritation , des engorgemens qui s'abcèdent et suppurent ; la nature , sage dans ses vues , élimine par ce moyen de l'économie animale , un principe morbide, qui, transporté dans le torrent circulatoire , aurait déterminé la morve aiguë ; ella se sert des ganglions lymphatiques pour arriver à cette heureuse fin.

Cette sagesse de la nature doit être connue, respectée et favorisée par divers moyens ; les plus usités, sont ceux de recouvrir d'un bandage de laine les parties malades; quand les tumeurs sont chaudes, douloureuses, les onctions adoucissantes doivent être employées, non pour favoriser un travail heureux puisqu'il a lieu , mais pour calmer les douleurs locales ; ces engorgemens s'abcèdent souvent d'eux-mêmes ; cependant , on peut favoriser l'écoulement du pus par la ponction, opération pratiquée le plus généralement avec le bistouri ; quand l'écoulement a lieu , il faut éviter de presser la tumeur ; par la pression intempestive, l'écoulement cesse plus tôt , des traces d'engorgement restent et simulent parfois la présence des ganglions de morve ; il en est de même quand on pratique la ponction au moyen d'une pointe de feu.

Quand les abcès se développent lentement, ce qui arrive aux animaux qui sont sous l'influence du tempérament lymphatique ; il faut favoriser ce développement par des applications d'onguent basilicum, d'huile de lauriers et même l'onguent vésicatoire.

Dans l'un et l'autre cas, il faut donner des alimens de facile mastication ; éviter de nouveaux arrêts de transpiration dans la crainte des répercussions.

Préserver le cheval de la rhinite aiguë, guérir méthodiquement cette affection quand elle est développée, c'est éviter l'hydro-rhinite ou la terminaison par suppuration, cause dans cette circonstance de l'hydro-rhinite ulcérée ou morve.

Traitement curatif. Renvoyé au traitement de l'hydro-rhinite ulcérée, ayant pour cause l'irritation primitive du système absorbant.

CHAPITRE IX.

De l'hydro-rhinite ulcérée. (Morve chronique) ayant pour cause l'irritation primitive du système absorbant.

Cette affection , plus commune que la précédente, se montre et exerce ses ravages plus particuliérement sur les chevaux de cavalerie ; nous en rechercherons les motifs et les causes ; mais avant de nous occuper d'un sujet aussi important , nous allons démontrer par un raisonnement que de trop nombreux faits peuvent constater, que cette maladie cruelle, terrible dans ses résultats, est due à une irritation primitive du système absorbant et à sa prompte atonie.

Le passage de la santé à l'atonie de ce système se fait par un degré intermédiaire qui constitue la prédisposition ; les mêmes causes, dont l'action soutenue determinerait évidemment une affection aiguë, produisent l'état moyen, qui en est le premier degré, avant qu'elles aient encore agi d'une manière assez constante et assez forte. Cette prédisposition conduit plus ou moins promptement à cet atonie, suivant qu'elle provient de causes plus ou moins actives.

On peut considérer la prédisposition et l'atonie du système glanduleux lymphatique, 1° comme le résultat de circonstances générales ou locales qui agissent sur l'économie vivante du cheval et font dominer la forme et les caractères chroniques dans un grand nombre de leurs maladies, dont les plus communes et les plus redoutables, sont la morve, le farcin et les hydropisies ; 2° comme le produit de quelques circonstances déterminées qui peuvent donner au corps et à ses différentes parties, une aptitude à contracter spécialement les affections atônes.

Nous consacrerons un article particulier à la description des causes de la prédominance lymphatique.

Symptômes. Dans l'hydro-rhinite ulcérée ayant pour cause l'irritation primitive du système sécrétoire, le premier symptôme qui se manifeste est la persistance de l'écoulement nasal après la période assignée par la nature pour amener la résolution de la rhinite aiguë ; ici, il n'en est pas de même, le premier symptôme qui paraît est l'engorgement d'un ou de plusieurs ganglions lymphatiques sous-glossiens ; cet engorgemeut reste souvent stationnaire pendant longtemps ; il disparaît quelquefois complètement ; il revient périodiquement, ou il est plus ou moins promptement suivi d'un écoulement visqueux et collant à l'orifice des narines, l'irritation de la muqueuse n'existe pas, ou elle est faible, ou imperceptible ; ces symptômes sont quelquefois précédés de l'inappétence périodique, d'un amaigrissement plus ou moins prononcé, de frissons après l'ingestion d'eau froide dans l'estomac, du poil terne et hérissé ; d'autres fois, les sujets paraissent jouir de la santé la plus parfaite ; on ne remarque aucun trouble dans leurs fonctions ; les ganglions engorgés sont peu ou point douloureux ; ils sont groupés à la face interne de la tubérosité maxillaire, accolés à l'artère glosse-faciale, ils affectent différentes formes.

La membrane muqueuse est dans l'autre affection, pâle, décolorée, ici la couleur est terne, bleuâtre, plutôt livide, les sinus veineux sont plus apparents.

Le mucus sécrété est plus visqueux, plus collant, l'écoulement a lieu du côté où siégent les ganglions engorgés, il est d'abord peu abondant ; des ulcéres se forment, il devient plus séreux et ensuite purulent, son écoulement périodique se remarque et explique la cicatrisation et la formation de nouveaux ulcéres.

Les ulcérations se remarquent comme dernier symptôme, elles s'aperçoivent à l'entrée des cavités nasales ; la périodicité de l'écoulement, sa nature séro-muquoso-purulente, constatent leur présence à la partie supérieure de ces cavités.

L'épiphora, le boursoufflement des os, l'écoulement floconneux, la résonnance nasale, sont autant de symptôme qui peuvent constater les dépôts purulents dans les sinus de la tête.

L'épistaxis, n'est point rare dans cette affection, ce symptôme dénote des lésions profondes, des ulcérations sur les sinus veineux, il a lieu quelquefois sans lésions apparentes de la muqueuse nasale ; le sang s'échappe, sonvent avec assez d'abondance pour entraîner la mort du sujet, si on le recueille, il ne se coagule pas, il est séreux et contient peu de matière colorante.

Causes. Puisque nous considérons la prédomination lymphatique, comme cause disposante de cette affection, nous croyons devoir rechercher les causes de cette prédomination, dans l'hérédité, la conformation, l'éducation, les influences locales et générales; nous passerons en revue la nature des corps absorbés par les différentes surfaces préposées à l'importante fonction absorbante, et qui ont la funeste propriété de déterminer cette prédomination.

De la prédomination lymphatique.

Les races chevalines françaises, offrent un grand nombre de variétés, propres aux différents services, du luxe, du commerce, de l'agriculture et de la guerre; cette dernière variété s'est trouvée la moins commune, parce que d'une part, elle n'était pas payée assez chère par le gouvernement, et qu'elle doit offrir trois sous variétés propres à la cavalerie légère, à la cavalerie de ligne et à la cavalerie de réserve; nous ne parlons pas de l'artillerie ni du train des équipages, ces armes peuvent faire leurs remontes dans les variétés propres à l'agriculture et au commerce.

Le gouvernement français a fait des efforts pour obtenir des éleveurs, les variétés propres à la guerre; ces derniers fournissent des chevaux, dont l'ensemble, les formes, la taille, réunissent les conditions propres à chaque arme, mais il manque à la plupart de ces sous variétés de races, une chose essentielle, c'est un tempérament propre à fournir un bon service et à vivre longtemps, exemptes des affections atônes.

1° Choix des sujets destinés à la reproduction.

Le cheval et la jument destinés à la réproduction, doivent offrir le type non seulement des formes propres à l'arme, mais encore et bien plus, celles du tempérament sanguin ; ces conditions se rencontrent chez toutes les races et se transmettent par génération ; mais ces conditions peuvent être modifiées par des circonstances qui agissent et sur les formes et sur les fonctions qui font dominer l'un ou l'autre système lymphatique et sanguin.

Le choix des pères et méres est donc d'une grande importance puisque le poulain peut naître avec la prédomination lymphatique ou sanguine, héritages communs avec les formes et tout ce qui peut caractériser les races.

Le poulain né avec la prédomination lymphatique, sera plus sujet aux affections atônes, parconséquent à la morve et au farcin.

2° Influence du climat naturel.

Le poulain né avec la prédomination sanguine, héritage de ces pères et méres, peut, étant soumis à diverses influences locales ou générales, acquérir la prédomination lymphatique, causes prédisposantes des affections atônes.

L'espéce chevaline répandue sur toute la surface du globe, offre dans ses nombreuses variétés, l'immense

influence des climats tant sous le rapport des formes,
que celui des tempéraments.

Les causes de cette influence ne peuvent être retrou-
vées que dans la température qu'offrent ces climats et la
nature des alimens qu'ils produisent.

Les climats géographiques ne peuvent nous donner
aucune idée satisfaisante de leurs influences sur les formes et le tempérament du cheval, nous devons plutôt
les rechercher dans l'état atmosphérique d'une contrée,
dans ses couches géologiques et géoscopiques.

Il est constant que le froid n'est pas réglé suivant les
degrés de longitude et de latitude où se trouve la contrée et que par conséquent il peut faire plus froid dans
une contrée située plus au midi que telle autre plus au
nord , ce singulier phénomène trouve son explication ,
dans la présence des montagnes , des plaines couvertes
de forêts , qui par leur ombrage empêchent l'évaporation des eaux et entretient l'humidité, les couches géologiques suivant leur nature, facilitent ou empêchent la
filtration de ces mêmes eaux , c'est ainsi que le territoire
des landes est situé sous une latitude convenable à procurer une atmosphère chaude et sèche , mais les couches
géologiques empêchent la filtration des eaux et la végétation ne produit que des alimens rares , aqueux , peu
nourrissant et impropres à entretenir la prédomination
sanguine.

Il en est de même des couches géoscopiques , chargées
avec l'air atmosphérique de fournir les matériaux nécessaires à la végétation.

Des contrées placées sous des latitudes convenables à

fournir une atmosphère chaude et sèche, froide et sèche, ou tempérée, ont des couches géologiques épaisses (terre végétale), chargées d'une grande quantité d'humus et qui donnent une végétation presque continuelle, tels sont les gras pâturages de la Normandie, de la Frise, du Hanovre, du Mecklenbourg, du Holstein et autres provinces d'Allemagne.

La végétation est très précoce sur ces pâturages, surtout en Normandie, mais cette précocité, est un indice certain que les plantes qui les composent, contiennent beaucoup d'eau de végétation ; et elles sont toujours pâturées avant que d'avoir reçue les bénignes influences de la chaleur et de la lumière.

Ces pâturages sont ouverts toute l'année ; pas une des plantes qui les composent n'approche de la floraison encore moins de la maturité, et cependant ce n'est qu'à cette époque que l'eau de végétation s'évapore, que le cambium végétal prend de la consistance, que la fibre ligneuse s'organise, les vaisseaux lymphatiques ou séreux s'ablitèrent et les vaisseaux propres se remplissent d'un suc particulier à chaque plante.

Ces diverses plantes fourrageuses arrivées à l'époque de la floraison ou approchant de la maturité, sont plus ou moins nutritives, suivant les principes, sucrés, amers, ou analeptiques qui entrent dans la composition de ces sucs particuliers ; réduites en matière chymeuse qui, par l'action de la force digestive, doit se séparer en deux substances, dont une fluide passe dans les lymphatiques du mésantère et va réparer les pertes, l'autre est le résidu du chyme.

Le fluide absorbé est le chyle ; quand il provient d'a-
limens riches en principes nutritifs, il montre dans sa
composition des matières analogues à celles du sang ;
comme lui, il se sépare par le repos de vingt-quatre
heures en deux parties dont une concrète en forme le
caillot, et l'autre fluide qui surnage en constitue le
sérum.

Ce fluide, quand il est extrait des sucs particuliers des
plantes, est éminemment tonique, il entretient la contractilité des vaisseaux lymphatiques, versé dans le torrent général de la circulation, il procure et entretient
la prédomination sanguine, tempérament naturel du
cheval.

Les pâturages gras dont la végétation est active et précoce, fournissent une matière alimentaire sans sucs particuliers, les vaisseaux propres qui doivent les contenir
sont encore à l'état rudimentaire ; elle est donc essentiellement aqueuse, et de fait, débilitante ; le chyle qui
en est extrait, jouit des mêmes propriétés. Recueilli
dans un vase, il fournit une moindre quantité de caillot ;
versé dans le sang il détermine la prédomination séreuse
ou tempérament lymphatique.

Le climat dont la température offre une atmosphère
chaude et sèche, ou froide et sèche, est celui qui paraît
le mieux convenir à la santé du cheval et le plus propre
à entretenir dans de justes bornes l'équilibre entre les
fonctions sécrétoire et absorbante, un semblable climat,
sauf les inconvénients du sol et du sous sol, produit ordinairement des alimens dont les principes nutritifs concentrés, sont éminemment toniques et cette tonicité est

nécessaire à l'entretien de la contractilité dont doivent jouir les vaisseaux et autres organes du système lymphatique.

La prédomination sanguine doit être le résultat de cette manière d'être, attendu, que les surfaces extra-absorbantes ne peuvent prendre et porter dans le torrent circulatoire des fluides aqueux et autres agens nuisibles, ils n'existent pas dans le milieu où vivent les animaux, il en est de même des surfaces intra-absorbantes.

Dans le cas contraire, c'est-à-dire, si le climat offre une atmosphère chaude et humide, ou froide et humide, l'absorption cutanée et pulmonaire, porte, par les lymphatiques dans le torrent circulatoire, un fluide aqueux qui contient souvent en dissolution d'autres fluides nuisibles qui concourent à produire la prédomination séreuse ou tempérament lymphatique et tout le cortége des suites fâcheuses qui en sont le résultat.

Le poulain né de père et mère jouissant d'un tempérament sanguin, peut donc acquérir par le seul fait de l'éducation, la prédomination lymphatique ; nos voisins d'outre-mer qui possèdent aussi de gras pâturages et dont l'atmosphère est presque constamment brumeuse, sentirent depuis longtemps l'influence de ces causes prédisposantes, et y remédièrent en ouvrant le coffre à avoine aux sujets encore à la mamelle et en employant divers cordiaux ; si ce raisonnement n'est pas basé pour eux sur des données physiologiques, il est au moins sanctionné par l'expérience de plusieurs siècles.

La contractilité des vaisseaux limphatiques n'est donc pas suffisamment entretenue par l'unique usage d'un aliment d'une aussi précoce végétation que la plupart des plantes qui croissent dans les pâturages analogues à ceux que nous venons de parler, car à la moindre irritation de ces organes, ils tombent promptement à l'état atonique.

C'est cependant sous cette influence, cause de la prédomination lymphatique que la plupart des chevaux livrés aux remontes, ont été élevés ; soumis sous cette influence à un travail prématuré, ils perdent promptement cet état d'obésité, cette pléthore séreuse, et maigrissent considérablement, quoique soumis à un régime plus nutritif et plus fortifiant ; arrivés à l'âge d'être vendus, on leur procure d'une autre manière une nouvelle pléthore séreuse.

Cette manière est bien connue des éleveurs normands ; les moyens qu'ils emploient consistent à diminuer les pertes, et à rompre momentanément l'équilibre que la nature a établi entre les fonctions sécrétoire et absorbante.

La science hippique réclame avec raison du sang dans les veines du cheval, comme un préservatif contre la morve et le farcin, c'est à l'éleveur à le fournir et à l'acheteur à le conserver ; mais l'élève du cheval fait en France comme ailleurs l'objet d'une spéculation, et il est reconnu par des calculs d'économie publique, que le cheval élevé dans les conditions propres à lui procurer la prédomination sanguine, coûte un prix plus élevé que celui fixé pour les remontes.

Comme nous l'avons déjà dit, les éleveurs français et étrangers fournissent des chevaux aux prix fixés pour

les achats , ceux-ci offrent au premier aspect les formes
convenables , mais qui sont pour la plupart vides d'un
sang riche , propre à entretenir sa prédominance et
vaincre d'autres causes débilitantes qui attendent le
cheval de cavalerie.

3° Remontes dirigées sur les corps.

Le choix des saisons est d'une grande importance ,
surtout pour le transport éloigné des convois sur les
corps ; si la saison est froide et pluvieuse , les surfaces
extra-absorbantes , en contact permanent avec une atmosphère humide , augmentent la prédomination lymphatique.

Les arrêts de transpiration , presqu'inévitables à la
suite des marches , sont d'autant plus à redouter , que
l'animal est plus ou moins sous l'influence de cette prédomination , parce que , comme nous l'avons déjà dit ,
les affections qui en sont les suites ont une tendance
marquée à se terminer par suppuration.

4° Des Écuries.

L'agglomération des êtres vivans est considérée depuis
longtemps comme une cause puissante de maladie , variables suivant les espèces et suivant la prédisposition
de la majorité des sujets agglomérés.

Les écuries de cavalerie contiennent souvent de trente
à quarante chevaux ; pendant l'hiver, ils y séjournent
de vingt à vingt-deux heures par jour , quelquefois
plus. Ces écuries sont plus ou moins hermétiquement
fermées , quelquefois la chaleur y est extrême, l'homme

qui y entre se sent mal à l'aise, il y respire un air lourd plus ou moins odorant.

L'air respirable est composé de trois gaz en proportions inégales de 21 d'oxigène, 79 d'ozote et quelques millième d'acide carbonique; dans les lieux clos où s'exerce la respiration, l'azote se maintient à la même quantité, l'acide carbonique augmente.

L'air est comparable aux aliments, le poumon est un organe qui le digère, l'oxigène qui en est séparé, sanguifie le chyle et change le sang veineux en artériel; dans cette décomposition, il se développe de la chaleur.

L'air expiré ne contient plus les mêmes proportions de principes constituants, attendu que l'acide carbonique est considérablement augmenté, l'oxigène réduit et l'azote resté dans les mêmes proportions, mais ces gaz sont de plus mélangés de vapeurs aqueuses chaudes.

L'air d'une écurie de trente à quarante chevaux se trouve donc bientôt altéré dans ses proportions, 1° par la soustraction d'une certaine quantité d'oxigène, 2° par l'addition d'acide carbonique et de vapeurs aqueuses.

D'après la pesanteur spécifique de ces fluides à l'état de gaz, l'acide carbonique superflu occupe les régions basses, les vapeurs aqueuses, les régions les plus élevées, l'air respirable occupe les régions centrales où se trouve plongé l'animal quand il est debout; mais cette séparation de gaz peut-elle être aussi tranchée, quand on examine que l'air est sans cesse en mouvement par le fait de la respiration et du mouvement des animaux.

La chaleur qui se dégage par l'air expiré et les surfaces externes, dilate l'air, le raréfie et entretient à

l'état gazeux les fluides aqueux provenant de cet air expiré, de la transpiration cutanée, des urines, de la fermentation des litières, de l'humidité des murs, des pa-
vés, etc.

Le long séjour des chevaux dans une atmosphère
chaude et humide, peut être comparé à un climat artificiel dont les influences sont bien propres à faire naître la prédomination lymphatique.

Si nous consultons notre aînée, la médecine humaine,
sur les causes de ces fièvres intermittentes, rebelles et
presqu'incurables qui affectent les hommes, elle répon-
dra par des faits mille fois constatés, qu'une agglomération longue, ou une asmosphère chaude et humide,
en a été la cause, que la prédomination lymphatique
s'est montrée d'abord, qu'il y a vice de nutrition, que
l'harmonie entre les fonctions sécrétoire et absorbante,
a été modifiée, dérangée au point de produire les désordres les plus graves et les affections les plus rebelles.

Plongés dans une atmosphère semblable, les chevaux
les mieux constitués, nés et élevés sous les conditions
les plus favorables à la prédomination sanguine, acquièrent ou peuvent acquérir par absorption la prédomination séreuse ou lymphatique.

Nous avons souvent remarqué sur les chevaux, et
en particulier sur ceux du régiment auquel nous sommes attachés, que cette prédomination séreuse a les
suites les plus graves, qu'une légère irritation de la
muqueuse nasale se termine promptement par suppuration, une tumeur séreuse, une légère blessure détermine par résorption le farcin, des œdèmes se terminent

promptement par induration , et enfin des pleurites légères sont suivies d'hydro-thorax.

Pendant l'hiver ou les momens pluvieux, faute de
hangars pour les sécher , les litières triturées rendues
spongieuses sont facilement imbibées d'urine et autres
produits liquides des déjections animales, elles sont en-
tassées au milieu des écuries, la fermentation y est prompte, violente, et outre les vapeurs aqueuses qui s'en dé-
gagent abondamment ; on y remarque facilement du gaz
ammoniac, gaz irritant , qui est absorbé par les surfaces
extra-absorbantes et principalement par les voies respiratoires.

Le cheval respire donc un air corrompu , et cependant, si on l'examine au moment de l'inspiration on voit
qu'il entraîne dans ses poumons une masse d'air considérable et dont le volume est difficile à calculer, si on
examine encore la conformation de ses cavités nasales,
ses nombreux et vastes sinus , l'usage des fausses narines, le volume de ses poumons, l'ampleur de sa poitrine,
on reste convaincu que la nature l'a destiné à user abondamment de ce fluide ; l'agglomération de ces animaux
dans des locaux fermés doit avoir pour résultat une décomposition prompte de l'air qu'ils renferment.

5° Des Pansages.

Les pansages n'ont pas seulement pour but la propreté des animaux, mais encore celui d'exciter le systê-
me absorbant ; cette méthode consacrée par l'usage de
tous les peuples et sanctionnée par le temps est une
preuve irrécusable des bienfaits de cette opération.

Telle quelle est pratiquée dans les régimens de cavalerie, est-elle toujours sans inconvénient? telle est l'importante question hygiénique que nous allons soumettre
au raisonnement physiologique.

L'absorption cutanée éprouve des variations qui ont
lieu dans l'état de santé et qui dépendent des rapports
sympathiques qui existent entre les organes ; on remarque que l'absorption cutanée est plus active, lorsque
celle de l'intestin est ralentie; les chevaux de cavalerie,
toujours rationnés et soumis pendant l'hiver, à un long
repos, au sommeil, sont sous l'influence des causes qui
déterminent une abondante absorption cutanée, c'est
pendant que cette fonction est en grande activité, que
les chevaux sont plongés dans une atmosphère chargée
des principes qui procurent la prédominance séreuse ou
lymphatique; arrive le moment du pansage, est-il rationnel de pratiquer longtemps une opération destinée
à la favoriser davantage, surtout lorsqu'il est impossible
de la pratiquer ailleurs que dans les écuries, où d'après
notre raisonnement, se trouvent en abondance les matières qui, absorbées et portées dans le torrent circulatoire, déterminent la prédominance séreuse ? Nous ne
le pensons pas ; nous croyons au contraire qu'elle est
intempestive et digne de fixer l'attention des physiologistes.

Cette opération se pratique avant et pendant les repos,
parce qu'elle est prescrite par les réglements et consacrée
par l'usage; le moment est-il favorable pour son exécution?
Nous ne le pensons pas encore, et nous pouvons en démontrer physiologiquement les raisons. La viduité de

6

l'estomac et des intestins rend nulle l'absorption de ces organes , celle de la peau est augmentée par la double cause de cette viduité et du pansage ; l'ingestion prompte dans l'estomac des alimens et des boissons donnés au cheval rationné , détermine une prompte absorption interne d'où résulte en quelque sorte un arrêt subit de l'absorption externe ; le moment n'est donc pas favorable , puisqu'il dérange l'harmonie entre l'absorption externe et l'interne ; ce dérangement est cause de la fréquence des coliques après les longs pansages.

Les chevaux maigres ne devraient pas être soumis aussi rigoureusement que les autres à cette opération ; cet état de maigreur , indique que l'absorption cutanée prédomine , celle de l'intestin se trouve ralentie par diverses causes ; exciter l'une et ralentir l'autre est la conséquence physiologique que l'on doit en tirer. Le contraire se pratique ordinairement.

6° **Régime du Vert.**

La stabulation diététique ou régime du vert auquel sont soumis annuellement un certain nombre de chevaux , peut si la désignation n'est pas faite sur des données physiologiques , contribuer au développement de la prédominance séreuse.

Le vert aqueux produit dans le premier abord de son administration , une abondante sécrétion des muqueuses intestinales , par suite de l'irritation des cryptes ou follicules muqueux ; les bouches absorbantes des lymphatiques , toujours plus longues à s'irriter , ne suffisent pas à prendre le produit des sécrétions , il s'ensuit nécessai-

rement des évacuations alvines, liquides, séreuses, qui
dureront tant que le système absorbant ne participera pas
à l'état d'irritation ; arrivé à ce dernier état, la nutrition
se rétablit, l'absorption est abondante et porte dans le
torrent circulatoire un fluide séreux, capable de déterminer la prédominance séreuse et l'atonie du système
absorbant.

7° Insuffisance de nourriture.

L'insuffisance des rations pour certains chevaux, peut
être envisagée comme cause de la prédominance lymphatique. Cette opinion qui paraît paradoxale au premier abord, peut aussi être soumise au raisonnement
physiologique. 1° cette insuffisance de nourriture, soit
en quantité, soit en qualités nutritives, ne peut pas
fournir un chyle assez abondant pour réparer les pertes;
2° l'absorption interne est nulle ou jouit de peu d'activité ; celle de la peau se trouve, par cette cause, considérablement augmentée ; la prédominance séreuse peut
donc en être le résultat, quand les animaux sont plongés dans une atmosphère qui peut la favoriser.

Le fourrage peu nutritif peut être divisé en deux
classes, 1° celui qui est composé de plantes peu nutritives qui croissent à l'ombre ou dans les lieux aquatiques
et du regain ; ce fourrage ne contient que peu ou point
de sucs particuliers, il est pour le cheval d'une difficile
digestion, il ne stimule pas le système absorbant ; 2°
celui qui est délavé par son exposition aux pluies et
ensuite à une chaleur trop forte, sans être malsain, il
est peu du goût des animaux, il contient peu de principes nutritifs, les sucs particuliers ont été dissouts par
les pluies et les rosées abondantes.

Irritation primitive du système absorbant.

Nous venons d'examiner les causes de la prédomination lymphatique ; quand cet état existe, la moindre irritation du système absorbant, le fait passer promptement à l'état de relâchement et d'atonie. Examinons maintenant les causes de cette irritation et les résultats qui en sont la suite.

1º Gaz acide carbonique.

Le gaz acide carbonique est incolore, d'une odeur piquante et d'une saveur un peu aigre, il est impropre à la respiration, puisqu'il asphixie les animaux qu'on y plonge ; ce gaz est une fois et demie plus pesant que l'air atmosphérique.

L'air respiré par les animaux, subit dans l'organe pulmonaire une véritable digestion ; l'expiration de cet air peut être considérée comme une déjection gazeuse, puisqu'il est rendu chargé de principes gazéiformes qu'il n'avait pas ou qu'il avait en moindre quantité ; l'acide carbonique est au nombre de ces derniers ; l'acide carbonique est encore produit par la transpiration cutanée.

Quelle est la quantité d'acide carbonique que ces diverses sources produisent par cheval et en vingt-quatre heures ? Telle est l'importante question agitée par les savans ; les expériences approximatives tentées jusqu'alors, en porte la masse à environ quatre mètres cubes ; un grand nombre d'écuries contiennent de quarante à cinquante chevaux, il y aurait donc production de deux cents mètres cubes de gaz non respirable, qui, par sa pesanteur occupe les régions inférieures des écuries ; mais il faut supposer ces locaux sans ouvertures, sans courants d'air et l'acide carbonique sans mélange, ce qui n'a pas lieu. Cependant, les chevaux de cavalerie sont, pendant les longues nuits d'hiver, enfermés près de douze heures, ce qui porterait encore la masse d'acide carbonique à cent mètres cubes.

Nous avons observé dans ces circonstances des chevaux couchés, qui se relevant à notre approche, chancelaient comme s'ils avaient été en état d'ivresse ; le pouls était faible et irrégulier. Ces phénomènes étant de courte durée, nous avons fini par les considérer comme produits par l'acide carbonique que l'animal respirait dans la région inférieure de l'écurie où il était plongé pendant le repos.

2° Gaz ammoniac.

Le gaz ammoniac est incolore, d'une odeur vive et pénétrante, d'une saveur âcre et brûlante ; il se dégage des matières animales en fermentation ; l'analyse chimique est inutile pour découvrir sa présence et son dégagement des masses de litières amoncelées dans les écuries pendant la saison d'hiver et les temps pluvieux, faute de hangars pour les sécher.

3° Foin rouillé.

Le foin rouillé, offre des taches brunes, jaunâtres, très remarquables sur les tiges de froment ; ces taches pulvérulentes, sont attribuées à la présence d'un champignon du genre urédo, plante parasite qui s'est développée par des causes que nous ne devons pas rechercher ici ; elle repose sous l'épiderme, pénètre dans l'intérieur de la tige et prend la place du parenchyme. Une nourriture de foin ou de paille rouillé est pauvre en principes nutritifs, et l'urédo irrite les bouches absorbantes des lymphatiques chylifères.

4° Foin vasé.

Le foin vasé est pâle, cassant, d'une odeur marécageuse, d'une saveur souvent nauséabonde, il est recouvert d'une poussière ou terre limonneuse déposée sur les feuilles dans les nervures des tiges, dans les aisselles des feuilles et de détritus organique putréfié.

Un semblable fourrage est ordinairement peu nutritif, il est d'une difficile digestion, la poussière et le détritus organique putréfié, irritent les bouches absorbantes des lymphatiques chylifères.

5° Foin moisi.

Le foin moisi est encore plus dangereux que le foin vasé, il a une teinte obscure et noirâtre, son odeur est désagréable, sa saveur est âcre et rebutante.

Cet état est le résultat d'une fermentation putride qui a détruit lentement les principes mucilagineux, féculents et sucrés des plantes qui entrent dans sa composition, il contient peu ou point de principes nutritifs.

Les champignons du genre byssus qui constitue la moisissure, se sont développés sur le tissu fibreux des plantes aux dépens des sucs particuliers, ils irritent les bouches absorbantes des lymphatiques.

6° Foin irritant.

Le fourrage peut être bien récolté et offrir au coup

d'œil les caractères du bon foin , mais il entre dans sa composition, des plantes dont la saveur est âcre et quelques-unes à odeur aromatique.

La majorité des plantes qui composent ce fourrage , se trouvent dans les cypéracées , telles que la laiche dioïque , le choin noirâtre , le scirpe des marais, la crête du coq, la colchique d'automne, les renoncules , etc. , non seulement ce fourrage est peu nutritif , mais son principe âcre irrite les bouches absorbantes des lymphatiques chylifères.

C'est à la suite des causes que nous venons d'examiner que , sans symptômes inflammatoires , précurseurs apparents et bien appréciables , que l'engorgement des ganglions sous glossiens se manifeste ; après un temps plus ou moins variable , un jetage presque transparent , visqueux et collant se remarque ; l'inflammation de la muqueuse succède quelquefois à ce symptôme , le jetage devient alors plus abondant et de nature muquoso-purulent ; à cette époque, l'engorgement des ganglions augmente et devient quelquefois douloureux ; les ulcérations se montrent et il y a recrudessence de symptômes inflammatoires ; telle est la marche la plus commune de cette affection.

Examinons physiologiquement les raisons de cette succession de symptômes.

Par suite des diverses causes dont nous avons parlé , le système absorbant des cavités nasales porte aux ganglions lymphatiques sous glossiens les fluides irritants, délétéres , miasmatiques, dissouts dans les fluides aqueux que l'on rencontre dans les lieux ou il y a agglomération d'êtres vivants et qui déterminent ces engorgemens ; à cet état d'irritation , succède promptement le relâche-ment et l'atonie de ces organes causée par la diminution en diamètre de ces canaux restés à l'état d'induration , état commun aux tissus séreux des animaux qui sont sous l'influence de la prédomination lymphatique et qui deviennent le siége d'une irritation.

Ce relâchement, cette inertie, détruit ou dérange l'harmonie entre les sécrétions et l'absorption. Après le symptôme de l'engorgement des ganglions, la sécrétion nasale parait augmentée , mais elle ne l'est pas , l'abs-orption est au contraire diminuée , elle est seulement devenue insuffisante pour les sécrétions naturelles.

Si on examine attentivement le produit du jetage , on remarque qu'il est transparent et rendu visqueux par la soustraction de sa partie séreuse , comme le ferait la va-porisation, et cette viscosité le rend collant à l'orifice des narines.

La présence de ce mucus visqueux , sur la surface des membranes nasales, y devient corps étranger, irritant et d'autant plus irritant qu'il est plus visqueux ; cette pro-priété irritante entraine l'inflammation des cryptes ou follicules muqueux avec lesquels il est en contact et augmente les sécrétions.

C'est à cette période que l'on remarque quelquefois des symptômes inflammatoires ; le mucus rejeté se trouve mélangé de pus , qui, dissout dans la partie séreuse encore absorbée , est porté aux ganglions sous glossiens , où il détermine une augmentation d'engorgements sou-vent douloureux ; l'absorption purulente ayant lieu alors, donne lieu à la formation des tubercules et des ulcéres.

Traitement préservatif.

Les régles prophylactiques sont d'une importance proportionnée au sujet qui en est l'objet. Dans la circonstance qui nous occupe, quelques-unes de ces règles sont du domaine de l'économie publique, les autres plus limitées, plus circonscrites, peuvent recevoir des applications plus directes et plus faciles.

L'importance du traitement préservatif de la morve est plus grande que la thérapeutique, cette affection étant jusqu'alors considérée comme incurable, parvenue à une période même très rapprochée de son développement.

En la supposant curable, les moyens préservatifs doivent toujours conserver la supériorité, attendu qu'ils ont pour but de procurer ou d'entretenir la prédomination sanguine, tempérament naturel du cheval, et de prévenir une foule d'affections atònes quelquefois aussi graves et aussi rébelles que la morve.

1° Choix des sujets destinés à la reproduction.

L'apparence d'une constitution convenable ne suffit pas pour procurer à l'armée de bons chevaux, il faut que les formes renferment la prédominance sanguine ou que le cheval posséde le tempérament sanguin ; ce dernier se trouve, pour ainsi dire, traduit par le peu d'épaisseur de la peau qui dessine les muscles et les os qu'elle recouvre, par sa souplesse, par la finesse des crins, par le peu de développement du tissu cellulaire, par la couleur rose des membranes muqueuses apparentes ; le facies de l'animal offre quelque chose de vif et d'alerte ; il a le caractère franc et jovial ; il est vif et irritable ; ses maladies se distinguent par des caractères inflammatoires fortement prononcés. Son origine et son mode d'éducation fournissent des renseignemens précieux.

Ces conditions de tempéraments ont été senties par les hommes éminents, chargés de propager en France les races équestres propres à l'armée. Des étalons et des jumens qui réunissent la constitution et le tempérament, produisent maintenant des sujets qui momentanément réunissent ces conditions, mais qui les perdent par différentes influences que nous cherchons à combattre. Cherchons donc à établir quelques moyens et à poser quelques règles propres à parvenir et à arrêter la dégénération du tempérament sanguin.

2° **Influences du climat.**

Nous avons démontré que le cheval qui naît avec la prédomination sanguine, peut acquérir la prédomination séreuse ou lymphatique par l'influence de diverses causes, au nombre desquelles nous avons placé celle des climats. S'il est tempéré, comme nous le remarquons en Normandie, dans le Holstein, le Hanôvre, le Danemarck et le Mecklenbourg, que le poulain contracte la prédomination lymphatique par suite d'une alimentation aqueuse, débilitante, qu'il puise dans les pâturages, il faut, non les supprimer, mais n'en livrer le produit qu'à une époque plus rapprochée de la maturité. Il est incontestable que les seules plantes printanières et estivales, fournissent un aliment succulent, tonique et réparateur ; l'industrie agricole de l'homme peut donc détruire ou atténuer les influences des climats en donnant des alimens dont les principes nutritifs concentrés sous un petit volume, sont éminemment toniques, et cette tonicité est nécessaire à l'entretien de la contractilité dont doivent jouir constamment les vaisseaux lymphatiques.

3ᵉ Achat des chevaux destinés aux remontes.

Nous avons suffisamment démontré que la naissance et les formes extérieures ne suffisent pas pour procurer à l'armée de bons chevaux. La création aussi ingénieuse qu'utile des dépôts de remontes, peut, par la voix et la persuasion des hommes spéciaux qui y sont attachés, commencer cette grande œuvre d'économie publique en inculquant aux éleveurs les principes et le mode d'éducation propres à entretenir ou à procurer la prédomination sanguine.

Les achats doivent donc se faire autant que possible dans les localités qui se rapprochent le plus de celles qui procurent, soit par la nature du sol, soit par le mode d'éducation, cette prédomination sanguine.

4° Epoque des achats.

L'époque des achats est encore d'une importance majeure, ils se font pour la plupart en automne, dans le but de favoriser le vendeur et parconséquent l'élève du cheval. L'intention est louable, aussi a-t-elle été favorablement accueillie ; mais elle est défavorable à l'acheteur, en ce sens que les chevaux nourris au vert depuis plusieurs mois, et ayant exécuté des travaux agricoles

souvent pénibles , et subits la castration , sont sous l'influence du tempérament lymphatique. Cette opération
souvent redoutable en normandie , n'a pas d'autres causes que cette influence , elle est encore augmentée par
un engraissement prompt , mais factice.

Les achats faits après l'hiver et parconséquent après
l'usage par ces animaux d'une nourriture sèche, auraient
les avantages suivans : 1° Les chevaux seront plus facilement habitués à la nourriture de ceux de troupe ; 2° Il
serait plus facile aux officiers acheteurs de reconnaître
les signes caractéristiques du tempérament sanguin ; 3° La
saison serait plus favorable pour diriger les convois sur
les corps et les jeunes animaux moins soumis aux causes
de la rhinite aiguë.

5o Chevaux dirigés sur les corps.

Le choix des saisons est aussi d'une grande importance surtout pour le transport éloigné des convois sur
les corps, si la saison est froide et pluvieuse , les surfaces extra-absorbantes en contact permanent avec une
atmosphère humide , augmentent la prédominance lymphatique emportant dans le torrent circulatoire des fluides aqueux.

Les arrêts de transpiration presqu'inévitables à la suite des marches, sont d'autant plus à redouter , que l'a-
nimal est plus ou moins sous l'influence de cette prédomination. Si les convois sont dirigés du Nord au Sud ,
les causes sévissent ordinairement avec moins d'intensité , le contraire a lieu s'ils sont dirigés du Midi au
Nord ; les régions de l'Est offrent une température variable et brusque.

6° Ecuries de cavalerie.

Les améliorations aussi sagement conçues qu'habile-
ment exécutées depuis quelques temps, pour le logement
des chevaux, portent déjà d'heureux fruits. Nous ne for-
mons plus qu'un vœu, c'est celui de voir autour des écuries
des hangars propres à faire sécher les litières et à faciliter
les pansages dehors en tout temps, car avec cette amélioration disparaîtront en partie les effets funestes de
l'agglomération d'êtres vivans au milieu d'une atmosphère chaude et humide, chargée de gaz irritans.

Des barbes à cannes pratiquées au niveau du sol,
donneront issue au gaz acide carbonique, qui, par
son poids, occupe les régions inférieures des écuries. Des
ventouses pratiquées au plafond ou plancher donneront
issue aux vapeurs aqueuses mélangées de gaz ammoniac,
et un air pur, tonique, fortifiant, remplacera ces émana-
tions putrides et débilitantes.

7° Du Vert.

Le régime du vert, combiné et administré sur des
données physiologiques, peut être considéré comme un
moyen capable d'exciter le système absorbant, et de procurer la prédominance sanguine. Diverses considérations
préliminaires sont nécessaires pour arriver à ce résultat.

1° Toutes les plantes cultivées pour fourrage vert ou
sec ne jouissent pas au même degré des propriétés toniques et stimulantes propres à exciter le système absorbant ; ce fait est généralement connu et n'exige aucuns
commentaires ; il est donc urgent de rechercher parmi le

nombre de ces plantes celles qui , sous un plus petit vo -
lume, contiennent le plus de principes nutritifs et facilement assimilables aux organes digestifs. Ces qualités
dépendent non seulement des espèces cultivées , mais encore de l'influence atmosphérique du climat, de la saison
plus ou moins favorable à la végétation et de la nature
des couches géoscopiques où les plantes ont végété.

2° Les plantes cultivées en prairies temporaires sont
presqu'exclusivement employées à la stabulation diététique ou le vert donné à l'écurie. Nos recherches sur les
qualités toniques et nutritives de ces plantes, nous au-
torisent à les classer de la manière suivante :

1° Sainfoin , 2° luserne , 3° trèfle , 4° veces ; cette
classification est bâsée sur la plus ou moins grande quantité d'eau de végétation qu'elles contiennent, à l'époque
de la floraison. Elles fournissent par la dessication , 1° le
sainfoin dix kilogrammes de foin par cinquante de vert ,
2° luserne sept kilogrammes et demi , 3° trèfle sept kilogrammes , 4° veces six kilogrammes trois quarts.

3° Les couches géoscopiques sont aussi d'une grande
importance pour fournir aux plantes les principes nutritifs , sucrés , féculents , glutineux , albumineux et muqueux , sans compter les extractifs amers qui agissent
comme toniques. Les terres essentiellement calcaires fournissent au sainfoin des principes toniques qui lui sont
refusés plus ou moins par les terres argilleuses où il végète très bien ; les terres calcaires limonneuses, colorées
par le carbonate de fer, fournissent les mêmes principes
à la luserne que lui refusent plus ou moins les terres ar-
gilo-calcaires où elle végète abondamment; les terres cal-

caires et siliceuses fournissent au trèfle des principes toniques qu'il ne rencontre pas sur les terres argileuses où il végète aussi ; il eu est de même de quelques-unes de ces plantes à leurs différentes coupes ; la première contient plus de principes nutritifs que la seconde , la troisième en contient si peu qu'elle est dédaignée par les animaux ; les tiges de la luserne en contiennent plus que les feuilles.

Dans l'administration du vert , il est donc essentiel d'envisager l'espèce des plantes , la période de maturité et la nature du terrain ou elle végète. S'il est un fait incontestable en agriculture et qui a la plus grande analogie avec notre sujet , c'est la culture de la betterave à sucre , qui végète très-bien sur plusieurs natures de terres; les unes fournissent abondamment le principe saccharin, les autres n'en fournissent pas du tout ou en très-petite quantité.

Ce principe admis , reste à classer les animaux auxquels on destine le vert.

4° La désignation des chevaux pour le vert doit avoir pour but : 1° de maintenir la santé des uns ; 2° de prévenir les maladies chez les autres ; 3° d'en guérir quelques-uns. Cette division est nécessaire pour régler le mode d'administration du vert , pour sa durée, et se rendre compte des effets obtenus sur ces différens groupes.

Premier groupe. Se compose des jeunes chevaux ; l'emploi du vert est pour eux un correctif du régime artificiel auquel ils viennent d'être soumis ; c'est les rendre momentanément, dans des vues hygiéniques, au régime que la nature leur avait destiné ; cette transition est né·

cessaire au plus grand nombre de chevaux entre le premier âge passé aux pâturages et le régime sec du cheval de guerre.

Le vert aqueux peut être administré aux jeunes chevaux, les évacuations alvines, qui en sont les suites inévitables, ne doivent pas durer plus de cinq à six jours ; si elles sont trop abondantes, on doit diminuer la ration et donner de l'avoine comme correctif. Le vert d'escourgeon est préférable ; il est plus sucré et plus succulent que tout autre vert ; mais il doit être rejeté lorsque les arêtes qui l'accompagnent sont raides et dures , parce qu'elles irritent mécaniquement les organes digestifs.

Peu après la période purgative du vert, il doit être donné approchant le moment de la floraison, car il agit alors comme tonique et réparateur ; l'animal devient plus gai , plus vif qu'auparavant , ses urines sont épaisses et sédimenteuses , la peau s'assouplit et se recouvre d'une poussiére grasse, le poil change et devient luisant, un état pléthorique se manifeste, le systéme absorbant reprend de l'activité , cet état l'annonce, on voit encore à la suite du vert tonique disparaître quelquefois les engorgemens articulaires, tendineux , les légéres indurations du tissu cellulaire.

Deuxième groupe. Il se compose de chevaux à l'âge adulte , que divers symptômes, divers antécédens, font juger de cet état intermédiaire qui constitue la prédisposition.

Les symptômes qui caractérisent la prédisposition à l'atonie , au relâchement du système lymphatique, sont l'inappétence périodique, le poil est terne et hérissé, il est constamment rempli d'une poussière sèche, indice certain qu'il n'y a pas harmonie entre les sécrétions et l'absorption ; les muqueuses apparentes sont d'un rose pâle, la moindre blessure détermine des engorgemens, qui sont sans types inflammatoires bien prononcés, l'emploi des mucilagineux ne les fait point disparaître.

Le vert aqueux doit être sévèrement proscrit pour cette catégorie; le vert tonique réparateur doit être administré à petites rations, et progressivement mélangé avec du foin et de la paille de froment à parties égales ; il doit être constamment employé concurremment avec la ration d'avoine ; le sainfoin à sa première floraison serait trop aqueux, il faut attendre que les pétales inférieures soient tombées et que les graines commencent à se former, la luzerne doit être en pleine floraison, et le trèfle fort avancé.

La durée du vert ne doit pas dépasser vingt-cinq à trente jours; lorsque le temps est venu de remettre les chevaux au sec, les mêmes précautions doivent être observées.

Le pansage de la main ne doit pas être aussi rigoureusement observé pendant la durée du vert, dans le but de ralentir les fonctions de la peau, l'emploi du vert tonique ayant celui d'exciter le système absorbant interne.

Nous avons vu des chevaux offrant tous les signes de la prédisposition à l'atonie et au relâchement du système absorbant, et dont quelques-uns avaient été ganglionnés périodiquement, reprendre de la vigueur, de l'em-

bompoint, et offraient des signes évidens de la prédomination sanguine.

Troisième Groupe. Se compose de chevaux dont
l'emploi du vert peut être considéré comme médical ,
c'est l'objet d'un traitement diététique comparable aux
eaux minérales si souvent prescrites dans l'autre médecine.

Les affections anciennes ou chroniques des voies digestives sont difficilement guéries par les moyens médicaux ordinaires ; le siége de ces affections est variable ,
les symptômes sont équivoques, on est réduit souvent
aux conjectures ; les sujets offrent parfois des symptômes d'inappétence constante ou périodique, des indigestions , des coliques , des météorisations passagéres
et plus ou moins éloignées, un appétit quelquefois vo-
race ou dépravé , des diarrhées fœtides , des constipa-
tions , le tic , l'altération des flancs , des boiteries intermittentes , dont le siége est variable et la cause
cachée et inconnue.

L'administration du vert est destinée à réveiller ces
anciennes irritations , à les rappeler en quelque sorte à
leur état aigu et primitif , et les combattre ensuite avec
les moyens ordinaires. La persistance de ces affections
chroniques rend nulle ou diminue l'absorption interne ,
et de plus l'absorption de la peau se trouve , par cette
cause , augmentée au point de déterminer la prédominance séreuse chez les sujets agglomérés. Diminuer
l'une et augmenter l'autre est la conséquence physiologique que l'on en doit tirer ; le résultat est le rétablissement de l'harmonie entre ces fonctions nutritives.

Les animaux qui composent ce groupe sentent eux-mêmes le besoin de se rafraîchir pour modérer la sur-excitation vitale déterminée par l'influence de ces causes, et le vert sagement combiné et administré dispose la nature aux crises qui mettent fin aux maladies chroniques.

8° Extirpation des Thyroïdes.

Les thyroïdes, dit Girard « sont des corps oblongs,
» au nombre de deux, d'un rouge brun, d'une tex-
» ture assez ferme, ayant l'apparence d'une chataigne
» allongée, situés un de chaque côté à l'extrémité su-
» périeure de la trachée, sous le cartillage thyroïde, et
» attachés par du tissu lamineux, chacun par un liga-
» ment qui, en partant de la glande, se dirige en bas,
» s'amincit et se réunit avec le ligament opposé entre
» deux cerceaux par des vaisseaux et par des nerfs.
» Ces corps, que l'on désigne mal à propos sous le nom
» de glandes, dont les usages et la structure sont in-
» connus, reçoivent beaucoup de vaisseaux et de nerfs,
» se développent de bonne heure et sont plus gros dans
» le fœtus. »

Telle est la description qu'en donnent les anatomistes vétérinaires. L'anatomie humaine n'est guère plus heureuse ; les phénomènes physiologiques de ces organes, sont encore enveloppés de mystéres ; à peine si l'on aperçoit quelques tentatives faites pour les observer ; tout paraît encore se réduire à dire aujourd'hui : organes dont les usages et la structure sont inconnus.

Nous allons essayer de les tirer de l'obscurité où ils semblent plongés et leur faire jouer un rôle dans l'éco-

nomie animale, rôle d'une telle importance que peut-
être nous souleverons contre nous des contradicteurs ;
mais , qu'importe ? du choc des idées il peut en jaillir
la lumière ; car les vérités s'épurent au creuset des
discussions , et se confirment par des faits et des expériences.

Nous avons déjà vu par la courte description anatomique de ces organes que leur structure intime est inconnue , et que c'est mal à propos qu'on les désigne sous
le nom de glandes ; mais que cependant ils reçoivent
beaucoup de vaisseaux et de nerfs. Si, pour examiner
une thyroïde , on la partage selon son épaisseur en deux
parties égales , on aperçoit que sa substance est rayonnée , ainsi qu'on le remarque dans l'organisation des testicules et des reins , mais il n'y a ni cavité intérieure ni
canaux excréteurs , disposition organique qui caractérise
les glandes. Il est donc vrai de dire que ces corps sont
mal à propos désignés sous le nom de glandes ; ils en
ont seulement la forme et une apparence de structure
anatomique ; chaque thyroïde reçoit trois artères , divisions provenant des céphaliques, plus communément
connues sous le nom d'artère thyroïdienne qui se rami-
fie dans son tissu parenchymateux , et est aussi considérable que si elle était destinée à fournir à la sécrétion
d'une glande.

La veine thyroïdienne est formée par un grand nombre
de ramifications provenant du parenchyme thyroïdien ;
elle verse son liquide dans la cérébrale antérieure, un
peu avant la terminaison de celle-ci dans la jugulaire
à côté de la glosso-faciale.

L'anatomie vétérinaire annonce d'une part que ces organes reçoivent beaucoup de nerfs, et de l'autre elle n'y envoie qu'un rameau hyo-thyroïdien provenant des nerfs hyo-glossiens formés par la douzième paire des nerfs encéphaliques; cependant ils reçoivent chacun un filet de la branche antérieure de la première paire des nerfs trachéliens; ils reçoivent et communiquent avec divers filets des nerfs composés, hyoïdiens, pharyngiens et trisplanchnique.

Quant à la disposition anatomique de ces organes, à leur position à l'extrémité supérieure de la trachée artère, en quelque sorte entre ce dernier organe et le larynx; les phénomènes qu'ils présentent dans les différentes périodes de la rhinite aiguë, de l'hydro-rhinite simple et ulcérée, soit que cette dernière reconnaisse pour cause l'irritation primitive de l'un ou l'autre système; ces phénomènes, disons-nous, ne pourraient-ils pas faire envisager les thyroïdes comme des ganglions composés ou des centres nerveux, jouant un rôle physiologique très important et établissant des sympathies avec les organes qui sont souvent le siége de la morve.

Nous allons exposer quelques faits tirés de notre pratique civile et qui sembleraient confirmer l'opinion que nous venons d'émettre.

Dès l'année dix-huit cent trente, nous eûmes à soigner un assez grand nombre de poulains d'un à deux ans, affectés de rhinite aiguë, d'angines et de bronchites; plusieurs périrent promptement quoique soignés dès le début de ces affections; en explorant la région gutturale des animaux malades, nous remarquâmes

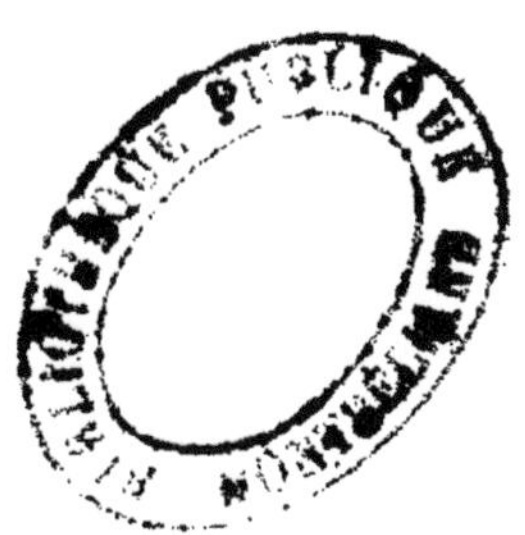

souvent qu'une ou les deux thyroïdes étaient engorgées,
douloureuses, (thyroïdite); nous fimes la même remarque sur des poulains non encore affectés de ces maladies,
mais qui ne tardèrent pas à l'être; l'engorgement douloureux des thyroïdes nous semblait un symptôme pré-
curseur de ces différentes affections, et comme elles offraient des paroxysmes graves et que nos malades étaient
enlevés en peu de temps, nous dûmes rechercher autant
que possible un préservatif contre ces affections qui re-
vêtaient un type aussi aigu.

Nous fimes d'abord des onctions vésicantes sur les thyroïdes engorgées de ces animaux n'offrant encore que ce
symptôme, ensuite sur ceux chez qui rien ne se manifestait, nous joignimes à ce traitement des soins hygiéniques tels que le bon air, le pansage de la main, généralement négligé sur des animaux aussi jeunes, un
régime composé d'alimens de bonne qualité et de boissons blanches. La maladie semblait retardée chez les
poulains soumis à ce traitement, les thyroïdes devenaient
moins douloureuses à la suite des onctions vésicantes;
après un temps, variant de huit à quinze jours, les
thyroïdes devenaient de nouveau douloureuses et engorgées, et bientôt apparaissaient les symptômes de ces
affections.

Un ancien boucher, fermier instruit et intelligent,
nous dit un jour, « mais si on enlevait ces glandes,
cela empêcherait peut-être la maladie de se développer. »
Nous lui répondîmes que nous serions fort embarrassé
pour pratiquer cette opération, qu'au surplus aucun
raisonnement physiologique ne nous en faisait
entrevoir l'avantage, et que l'opération par elle-même

pouvait avoir des suites assez graves ; mais frappé de cette idée bizarre, ce fermier nous proposa l'opération d'un de ses poulains ayant le moins de valeur , en nous promettant que, quelqu'en fût l'issue, il ne nous en ferait aucuns reproches.

Le poulain fut abattu et les deux tyroïdes extirpées par le procédé que nous décrirons plus loin ; l'engorgement survenu à la suite de l'opération ne fut pas considérable et ne put produire une dérivation plus forte que nos précédentes applications vésicantes, l'hémorragie put être de dix hectogrammes de sang. Dix jours après l'opération le poulain était en voie de guérison.

Sur neuf poulains, quatre sont morts, trois furent gravement malades et celui qui venait d'être opéré fut seul préservé de ces affections. Devions-nous conclure que l'extirpation des thyroïdes chez ce poulain devait être considérée comme l'ayant préservé de ces graves affections catarrhales des voies respiratoires ? Non ; mais cette circonstance nous suggera l'idée de faire d'autres tentatives quand l'occasion se présenterait. Avant que de quitter le sujet de notre première observation, nous ajouterons que ce poulain n'avait jamais été affecté de rhinite aiguë des jeunes animaux (gourme) et que pendant deux ans nous pûmes le voir exempt de toutes les variétés de rhinites aiguës ou chroniques.

L'année suivante, la rhinite aiguë des jeunes animaux se montrait avec assez d'intensité, sur un certain nombre de poulains dont quelques-uns moururent. Un cultivateur avait quatre poulains âgés de cinq à huit mois, deux étaient morts des suites de cette maladie ; nous lui proposâmes l'extirpation des thyroïdes déjà engorgées et douloureuses sur ses deux autres poulains, il y accéda sans difficulté, l'opération fut pratiquée sans suites fâcheuses et ils furent guéris environ le vingtième jour ; nous vîmes ces poulains l'un pendant trois ans et l'autre quatre. Pendant ce laps de temps, aucuns symptômes de gourmes ne se sont montrés, ils n'avaient pas été observés avant l'opération.

La même année, nous pratiquâmes cette opération sur un poulain chétif et de peu de valeur, qui était renfermé dans une case avec trois autres poulains, forts et vigoureux ; au bout de trois mois, ces trois poulains eurent des gourmes, mais sans dérangements notables dans leurs fonctions, et le poulain opéré en fut exempt pendant dix-huit mois, époque où il fut vendu.

Le printemps suivant, un voiturier belge nous fit voir à plusieurs reprises ses deux équipages composés de dix-huit chevaux, dont la plupart étaient ganglionnés et jeteurs ; trois de ces animaux présentaient tous les symptômes de l'hydro-rhinite ulcérée (morve), ils furent abattus, et les autres soumis à un traitement. Depuis trois ans que son équipage était en proie à la morve, il avait fait abattre successivement vingt-sept chevaux. A un de ses passages, il nous pria de passer des sétons à quatre chevaux de race Comtoise qu'il venait d'acheter, et qui étaient dans ses équipages à côté des ganglionnés et jeteurs, son but étant de les préserver de la morve. Nous lui proposâmes l'extirpation des thyroïdes, sans pour cela lui promettre que cette opération deviendrait un préservatif assuré contre cette affection ; il y consen-

tit , l'opération fut pratiquée , et la saison bonne, il
put les emmener attachés derrière sa voiture.

Son commerce le fit voyager dans une autre direction
pendant onze mois , nous désespérions de juger par nous
mêmes du résultat de ces opérations , quand enfin ses
équipages arrivèrent ; nous eûmes la satisfaction de re-
trouver les quatre chevaux opérés et n'ayant offert aucuns syptômes des différentes variétés de rhinites.

La même année l'hydro-rhinite ulcérée se déclara parmi les chevaux d'un messager , le sieur Prot. Déjà neuf
chevaux sur vingt avaient été abattus , ils furent successivement remplacés par d'autres et opérés à mesure de
leur arrivée , ils résistèrent à toutes les affections des
voies respiratoires , les autres furent successivement
abattus.

Nous vimes ces neuf chevaux pendant quinze mois ,
époque où ils furent vendus pour cause de faillite.

Tel est le petit nombre de faits , que nous livrons à la
publicité et à la méditation de nos confrères ; nous sommes
loin de les envisager comme concluants , cependant l'extirpation des thyroïdes paraît détruire ou modifier la
sympathie de la peau avec les organes respiratoires et
anéantir l'effet des causes déterminantes de ces affections.

Mode opératoire.

Le cheval abattu , la tête basse et allongée de manière
à déterminer une tension des muscles de la face traché-
lienne , une incision longitudinale de la peau doit être
pratiquée en face de l'extrémité supérieure de la trachée
artère , au-dessus de la naissance de la jugulaire ; cette

incision doit avoir environ soixante millimètres de longueur, c'est alors qu'on aperçoit une portion mince du
muscle scapulo-hyoïdien, l'incision de ce muscle doit
être faite de manière à se diriger vers l'extrémité supérieure et postérieure de la trachée, il faut encore inciser
une portion du muscle sterno-thyroïdien. La tension des
muscles trachéliens détermine la thyroïde à se porter en
arrière, et par là elle est moins mobile et plus facile à
saisir, car elle flotte au milieu du tissu cellulaire qui est
lâche et abondant; on la saisit avec une pince à crochets
recourbés ayant la ressemblance d'une double érigne,
puis on enfonce ces crochets dans le tissu même de ce
corps, le tissu lamineux qui l'attache est assez lâche pour
permettre de la faire dépasser le niveau de la peau. Elle
se présente sous la forme d'un testicule recouvert de ses
enveloppes, c'est son ligament, d'un tissu blanchâtre,
fibreux, membraniforme et très résistant. On pratique
une incision entre les deux crochets de la pince et quand
on voit paraître la thyroïde, on l'extrait en la disséquant
avec précaution : l'hémorragie se manifeste par trois
petites artères, on en fait la ligature avec un fil ciré dont
les bouts doivent être assez longs pour dépasser le niveau
de la peau ; on panse la plaie avec des étoupes chargées
de digestif simple, puis on les maintient au moyen d'un
fil de ligature qui réunit les deux lèvres de la plaie, on
panse ensuite la plaie au moyen d'injections détersives,
le fil des ligatures tombe au bout de sept à huit jours et la
cicatrisation est complète du quinzième au vingtième
jour.

9° De la Contagion

D'après notre manière d'envisager physiologiquement les causes et la nature de l'hydro-rhinite, il nous sera facile de démontrer et de faire comprendre que dans certaines circonstances, la contagion peut avoir lieu.

Dans l'hydro-rhinite ulcérée ayant pour cause l'irritation primitive du système sécrétoire, nous avons vu la persistance du jetage laisser en contact permanent avec les bouches absorbantes des cavités nasales, une matière mucoso-purulente qui, absorbée et portée dans le torrent circulatoire, détermine les phénomènes pathologiques de l'hydro-rhinite ulcérée. Le même phénomène a lieu dans l'hydro-rhinite ulcérée, ayant pour cause l'irritation primitive du système absorbant ; seulement, les causes qui donnent lieu à la persistance du jetage ne sont plus les mêmes.

Cette assertion serait-elle dénuée de preuves, qu'elle n'en serait pas moins admissible, quand l'expérience et les faits observés constatent que la resorption purulente qui a lieu sur d'autres parties du corps, peut donner lieu au développement des phénomènes pathologiques de la morve.

Nous avons démontré aussi que cette absorption manifestait plus ou moins promptement ses effets suivant que les animaux étaient plus ou moins sous l'influence de la prédomination séreuse ou lymphatique.

La contagion peut avoir lieu immédiatement par inoculation ; elle sera d'autant plus prompte que le mucus nasal sera plus ou moins chargé de matière purulente et

qu'elle aura acquis des propriétés plus ou moins irritantes, suivant le dégré d'irritation et d'inflammation
de la muqueuse qui la fournit.

Elle peut avoir lieu immédiatement par les molécules
putrides dissoutes dans les fluides vaporeux de la transpiration pulmonaire des animaux affectés de ces maladies.
Ces produits de la transpiration sont mélangés avec les
vapeurs aqueuses chaudes et les gaz irritants qui se développent dans les lieux où il y a agglomération d'êtres
vivants. C'est pour les animaux qui se trouvent sous l'influence de la prédomination lymphatique, la matière
irritante la plus subtile mise en contact avec les bouches
absorbantes du système lymphatique.

La prédomination séreuse ou lymphatique nous donne l'explication physiologique de la transmission plus ou
moins prompte de la morve d'un animal qui en est atteint à celui qui ne l'est pas. Nous ne nions pas la possibilité de la transmission de cette affection à celui qui
est sous l'influence de la prédomination sanguine, mais
les effets en sont plus lents ou nuls; de là des exemples
de contagion à des sujets plus éloignés du foyer d'in-
fection, tandis que ceux qui en sont plus rapprochés
en sont exempts.

Les grandes plaies suppurantes des animaux infectent
l'air des locaux où ils sont renfermés; cette odeur provient de la dissolution de la matière purulente dans le
produit de la transpiration de ces plaies; pourquoi en
serait-il autrement de la matière purulente qui s'échappe
des cavités nasales du cheval morveux? Si cette odeur
semble au premier abord moins odorante que celle de

res grandes plaies , il faut envisager qu'elle est mélangée de mucus ; que toutes les surfaces muqueuses de la pituitaire ne fournissent pas du pus ; sa nature visqueuse est encore un obstacle à son évaporation. L'air sans cesse renouvelé sur les surfaces suppurantes , sans diminuer la quantité de matière évaporée , la rend moins sensible à l'odorat.

En démontrant la possibilité de la contagion , c'est démontrer la nécessité de la séquestration des animaux qui sont affectés d'un jetage mucoso-purulent par les cavités nasales.

La matière mucoso-purulente du cheval affecté de rhinite aiguë ulcérée , n'a laissé moins de doute aux esprits observateurs , sous le rapport de sa nature contagieuse , que parce qu'elle est fournie en plus grande quantité , les surfaces muqueuses sont le siége d'une inflammation plus forte et plus intense ; elle est de nature plus séreuse , le principe irritant où la matière purulente est plus dissoute et s'évapore plus facilement , aussi est-elle plus odorante.

L'aspect du produit du jetage peut donc donner jusqu'à un certain point le degré de crainte de sa nature plus ou moins contagieuse ; dans le cas d'hydro-rhinite ayant pour cause l'irritation primitive du système absorbant , nous avons vu le mucus sécrété presque transparent , trés visqueux et collant , il contient peu de matière purulente , il est peu contagieux , mais il peut le devenir d'un instant à l'autre ; si un ulcère se forme , le jetage devient plus séreux , ensuite plus purulent , ce phénomène disparaît , il reprend son état visqueux ; il se montre périodiquement sous différentes formes impossible à prévoir.

C'est de cette manière et par contact médiat que se communique la péripneumonie des bêtes à cornes et le corysa du mouton ; dans la vache affectée d'hydromêtre, la résorption purulente détermine chez elle des tubercules et des vomiques dans les poumons ; cette dernière affection se communique aux vaches voisines.

Traitement curatif.

Nous venons de faire connaître notre opinion sur les causes et la nature de l'hydro rhinite ulcérée du cheval. Tout ce que nous en avons dit est le fruit de nos observations physiologiques et anatomico-pathologiques ; nous n'avons pris ni les idées ni les opinions de personne ; cet ouvrage est fruit de nos œuvres, nous pensons rendre service à la science, en le livrant à la publicité; nous n'avons pas la prétention d'avoir fait des découvertes ni nouvelles, ni merveilleuses. Cependant la spécialité de l'ouvrage peut avoir son mérite, quelques-uns de nos confréres peuvent embrasser notre opinion et notre manière d'envisager cette affection ; il nous a semblé qu'il y aurait, pour eux et pour nous, moins de vague et d'incertitude, plus de persévérance dans l'emploi des moyens médicaux et hygiéniques appropriés à conserver et à ramener les organes à l'état sain; si ces moyens n'existent pas, la recherche s'en fera plus sûrement; il y aura moins de divagation, moins de traitemens empiriques et perturbateurs, nous marcherons d'un pas plus assuré vers le but tant désiré, celui de la guérison.

Nous avons suffisamment démontré que cette affection était locale ou générale à une certaine période de son développement, et que, dans l'un comme dans l'autre cas, il y avait atonie plus ou moins complète du système absorbant des cavités nasales, que la fonction absorbante de ces organes était incomplète et insuffisante; que le défaut d'une suffisante absorption était la cause de la persistance du jetage; qu'il était facile de s'en convaincre en examinant attentivement les désordres et les altérations subis par les vaisseaux lymphatiques; leur oblitération, leur induration, leur agglomération ulcérée, sont des états pathologiques qui contribuent à anéantir cette importante fonction, ou à la rendre incomplète ou insuffisante. Après nous être formé cette opinion basée sur des faits observés et de nombreuses autopsies, nous avons dû en rechercher les causes, depuis la procréation jusqu'à la vieillesse des sujets, et nous croyons les avoir suffisamment démontrées. Nous avons proposé divers moyens de les combattre dont les uns sont du ressort de l'économie publique, les autres plus restreints et parconséquent plus à notre portée, peuvent avoir des résultats plus positifs et plus certains.

Quant au traitement curatif de cette redoutable affection, l'anatomie pathologique démontre jusqu'à l'évidence que l'hydro-rhinite étant parvenue à une certaine période, est incurable, parce qu'il y a destruction d'organes, quoique cette destruction n'entraîne pas toujours la mort de l'animal qui en est affecté, et qu'il y ait dérangement notable entre les deux importantes fonctions sécrétoire et absorbante; comment alors tenter de rétablir l'harmonie de ces deux fonctions ; puisqu'il y a anéantissement ou destruction partielle des organes qui y sont préposés ?

L'hydro-rhinite ulcérée, qu'elle provienne de l'irritation primitive de l'un ou de l'autre système, sera toujours incurable, étant parvenue à la période de destruction d'organes, tels que les bouches absorbantes des lymphatiques et les lymphatiques eux-mêmes. Et, en effet, ces organes sont indurés, oblitérés, les uns par la coagulation de la lymphe qui finit par s'y organiser, comme le caillot sanguin s'organise dans les vaisseaux oblitérés ; les autres, par l'effet de la cicatrisation ou soudure de leurs membranes internes, par l'engorgement, l'induration, les foyers purulents et l'ulcération des ganglions lymphatiques, et par la présence d'une matière purulente dans les volutes diverticulées des cornets ; cette dernière, sans issues complètes et permanentes, se trouve hors des atteintes de la matière médicale qui pourrait lui procurer une issue et changer le mode de nutrition de la membrane qui la fournit. La formation dans le parenchyme pulmonaire de tubercules et ensuite de vomiques, ainsi que l'altération septique du sang et autres fluides circulatoires sont encore des cas d'incurabilité.

Il est donc bien urgent de rechercher et de reconnaître les différentes périodes de cette affection et de n'entreprendre le traitement curatif que quand on a à peu près la certitude qu'il n'y a pas destruction d'organes.

Les moyens curatifs doivent être dirigés vers le grand but que l'on doit se proposer, celui de rétablir l'harmonie entre les fonctions sécrétoire et absorbante ; cette dernière doit reprendre celle que la nature lui a dévolue.

Différens moyens furent appliqués sous toutes les formes, et s'ils n'eurent que peu ou point de succès, il faut en reconnaître la cause dans la difficulté de leurs applications, vu la constitution forte et robuste des animaux qui ne cherchent qu'à s'y soustraire, la position et l'état anfractueux et diverticulés des parties où l'affection a son siége, et peut-être aussi dans la nature des objets que nous fournit la matiére médicale et qui n'ont pas la propriété de rétablir l'harmonie entre ces fonctions.

Qu'on n'accuse pas la médecine vétérinaire de négligence, elle a fait de nombreuses recherches, essayé toutes les méthodes et les différents systèmes ; mais son impuissance s'est manifestée, et il en résulte un grand préjudice pour l'état.

La médecine humaine n'a été guére plus heureuse dans la recherche de la matière médicale que peuvent fournir les pharmacopées et qui a la propriété d'agir comme tonique sur le système absorbant et rétablir l'harmonie entre les sécrétions et l'absorption ; aussi, pour y suppléer, a-t-elle recours aux eaux minérales qui sourcent abondamment sur différents points de la terre.

Cette précieuse découverte, les heureuses applications qu'elle en fit, furent cause qu'elle nous laissât, sous le rapport des affections chroniques, loin derrière elle.

Une circonstance particuliére nous mit à même d'essayer l'emploi médical de ces eaux contre l'hydro-rhinite ulcérée du cheval ; nos succés, consignés dans un mémoire, furent couronnés par une des plus savantes so-

8

ciétés de l'Europe. Des succès semblables et obtenus sur d'autres points, démontrent qu'il ne s'agit que de découvrir une matière analogue et qui, comme ces eaux, agisse comme tonique sur le système général absorbant.

Le but du traitement doit donc consister à tarir la source des sécrétions locales et par ce moyen éviter la résorption purulente qui détermine, l'altération des liquides circulatoires et des tissus qui deviennent le siége d'engorgements, de dégénérescence tuberculeuse ou ulcéreuse et de dépôts purulents.

L'expérience démontre que si l'on agit sur le système sécrétoire, soit par les saignées, soit par le régime, soit par l'emploi des adoucissants, il n'y a pas guérison ; elle signale au contraire des succès, si l'on agit sur le système absorbant, c'est-à-dire, si l'on parvient à rétablir la contractilité des vaisseaux lymphatiques au point de les faire reprendre le produit des sécrétions et de les porter dans le torrent générale de la circulation.

Un traitement général, ayant pour but de procurer la prédomination sanguine, doit être mis en usage. Les moyens en sont puisés dans un bon régime, combinés avec le bon air, l'insolation, un travail modéré et l'usage à l'intérieur du tartrate antimonié de potasse à la dose de quinze, vingt et trente grammes par jour, suivant l'âge et la constitution des sujets ; cette médication que l'on doit interrompre de temps en temps, agit comme puissamment tonique sur le système absorbant.

Le traitement de l'atonie locale est plus difficile, vu la grande difficulté d'appliquer une médication sur des parties aussi sensibles, aussi anfractueuses, aussi diverticulées que les cavités nasales et sur des animaux d'une force aussi prodigieuse, qui se défendent au point de rendre impossibles leurs applications réitérées.

Les animaux seraient-ils doux et paisibles, ces applications sont trop éphémères ; les seuls médicamens liquides peuvent être injectés dans les cavités nasales, mais ces cavités sont situées de bas en haut, elles donnent passage à l'air que les animaux respirent, et cette fonction est rendue active par la gêne, la douleur et la contrainte qu'ils éprouvent.

Nous remarquâmes que toutes les fois qu'il était possible de toucher un ulcère avec le nitrate d'argent fondu, et malgré la cautérisation inévitable des parties saines environnantes, la guérison avait lieu, même assez promptement : mais la guérison d'un ulcère à la partie inférieure des cavités nasales ne peut pas être considérée comme un résultat, quand il est presque constant que toutes les ulcérations sont situées à la partie supérieure, autour des cornets et avec dépôts purulents dans un ou plusieurs sinus de la tête.

Les résultats que nous avons obtenus par la cautérisation directe avec le nitrate d'argent, nous firent envisager la possibilité d'en obtenir de plus grands et de plus certains par la cautérisation indirecte et au moyen de la préparation suivante.

Préparation Magistrale.

1° Nitrate d'argent fondu........ 32 grammes.
2° Eau distillée................ 80 centilitres.
Faire dissoudre dans l'eau.

Opérations Chirurgicales.

Trachéotomie et trépanation des sinus si les dépôts purulents sont soupçonnés.

Application de l'hydro-nitrate d'argent.

Le cheval étant abattu, couché autant que possible sur le dos, placer un *speculum oris* à vis de manière á faire écarter le plus qu'il soit possible les mâchoires, et introduire par la bouche un chapelet d'étoupes enduites d'axonge ou mieux encore pétries avec cette graisse. Ces bourdonnets d'étoupes doivent être ronds, de la grosseur d'un œuf de poule, mêlés de quelques-uns plus petits et maintenus à la file les uns des autres par une ficelle : on les introduits derrière le voile du palais, soit avec la main, soit au moyen d'une sonde à bouton légèrement recourbée, dans le but de tamponner l'arrière bouche et l'entrée supérieure des cavités nasales. Cette opération terminée, on vide dans les cavités nasales la solution d'hydro-nitrate d'argent et, au moyen d'une petite sonde garnie d'étoupes, on pénètre daus chaque cavité jusqu'au tampon, dans le but et à l'effet de détacher les croûtes qui quelquefois recouvrent les ulcères, afin que la cautérisation soit plus directe et plus sûre.

Si la trépanation a eu lieu, il faut boucher les ouvertures après avoir préalablement fait des injections d'eau tiède pour enlever et faire disparaître la matière purulente contenue dans les sinus, pendant que le liquide cautérisant est renfermé dans les cavités nasales, on débouche les ouvertures pour s'assurer si le liquide y a pénétré ; dans le cas contraire, il faut en injecter.

Quant à la durée de la présence du liquide cautérisant sur les surfaces muqueuses ; il doit être subordonné au nombre, à la gravité, à l'étendue soupçonnée des ulcères : six à dix minutes paraissent suffire et on peut s'en assurer par l'inspection de la muqueuse apparente, qui doit offrir une couleur d'inflammation érisipélateuse, avec des trainées blanchâtres dues à la coagulation de l'albumine qui contient le mucus.

La cautérisation terminée, on laisse échapper le liquide, on doit aussi visiter les sinus trépanés, pour, s'il en restait, extraire le liquide en l'aspirant au moyen d'une séringue. On retire ensuite les tampons, puis on fait relever l'animal ; le tube à trachéotomie doit rester, car il empêche une certaine quantité d'air de passer par les narines, il corrige les effets de l'ébrouement auquel l'animal se livre et par son effet la colonne d'air inspiré étant moins forte, il est plus facile de suivre les progrès de l'inflammation locale et par là de juger de son dégré d'intensité.

Cette médication agit comme un puissant tonique sur les lymphatiques des cavités nasales ; cependant, la cautérisation ainsi pratiquée peut déterminer une inflammation aigue et avoir des suites graves ; si elle est trop intense, on doit employer pour la combattre, les saignées, le régime, les vapeurs aqueuses et les injections emmolientes.

Un jetage abondant, séreux, diversement coloré, est la suite de cette opération ; il peut aussi devenir nécessaire de la recommencer et d'injecter du nouveau liquide par les ouvertures du trépan qu'il faut maintenir fermées par des bouchons de liége taillés en forme de gourdes.

L'administration de l'amidon délayé dans l'eau et administré dans le cas d'entérite diarrhéique chronique chez les jeunes poulains et même chez ceux qui sont plus âgés, nous ayant démontré son efficacité pour tarir les sources des sécrétions muqueuses intestinales, nous avons été conduit par analogie à l'employer dans le cas d'hydro-rhinite et d'hydro-rhinite ulcérée ayant pour cause primitive l'irritation du système sécrétoire et son emploi continué en injections dans les cavités nasales, nous a présenté quelques succès.

Extirpation des ganglions sous glossiens.

Cette opération chirurgicale très-souvent pratiquée, est-elle rationnelle, et le raisonnement physiologique peut-il en tirer des conséquences favorables à la guérison, soit qu'on envisage ce moyen comme préservatif ou comme curatif? telles sont les réfléxions que nous avons soumises à l'examen de l'expérience et du raisonnement.

D'après l'usage présumé des ganglions lymphatiques, ils élaborent la lymphe qu'ils recoivent, et lui impriment des qualités propres à entrer dans le torrent général de la circulation pour fournir les matériaux réparateurs.

Tout démontre qu'effectivement ils sont chargés de cette importante fonction. C'est encore là une des merveilles de la nature et une preuve de la sagesse du Créateur.

Dans la rhinite aiguë ayant pour cause l'irritation primitive du système sécrétoire des cavités nasales, il y a surabondance des sécrétions muqueuses, qui ne tardent pas à être mélangées de pus lequel est absorbé par les lymphatiques et porté vers les ganglions sous-glossiens. La nature irritante de ce liquide étranger détermine l'engorgement de ces organes qui deviennent douloureux et où souvent il se forme des abcès qui sont d'autant plus prompts à se former que l'animal est sous l'influence du tempérament sanguin ; ils semblent ici se dévouer à la conservation de l'être, en formant comme une barrière infranchissable au liquide absorbé qui, s'il était transmis dans le torrent circulatoire, pourrait avoir les suites les plus graves et déterminer une altération septique du sang.

Dans le cas de rhinite aiguë, l'absorption purulente est prompte, parceque les lymphatiques locaux de cavités nasales ne sont point encore dans l'atonie et le relâchement, le liquide absorbé est très-irritant parcequ'il est fourni par la muqueuse nasale qui est le siége d'une inflammation violente. Cette absorption détermine aux ganglions sous-glossiens des abcès, et là se termine le trajet de la matière purulente, n'est-on pas tenté de considérer les ganglions comme l'ayant arrêtée dans sa marche dans le but de la conservation de l'être.

L'extirpation des ganglions lymphatiques sous linguaux n'est pas aussi nécessaire que paraissent le croire un certain nombre de vétérinaires qui se livrent avec zèle et persévérance à l'étude de ces graves affections ; au surplus, la périodicité de ces engorgemens, leur disparition après la cessation du jetage ou de la cause déterminante, leur apparition nouvelle si la cause continue, tout démontre que ces engorgemens ne sont qu'un symptôme de l'irritation primitive de l'un ou l'autre système.

Si ces engorgemens se remarquent à la suite d'une irritation aiguë ou chronique des cavités nasales. C'est que cette irritation agit sur les ganglions sous-glossiens par absorption purulente ; si au contraire le symptôme d'engorgement ganglionnaire existe seul et qu'on fasse l'extirpation des ganglions engorgés, une inflammation de la muqueuse nasale en est la suite, parce qu'on a interrompu momentanément l'absorption des fluides muqueux naturels.

Cependant, quelques ganglions recèlent par fois dans leur intérieur un dépôt de matière purulente concrète et plus rarement visqueuse. Pour éviter la résorption de ce liquide, l'extirpation peut être favorable.

CHAPITRE

DU

FARCIN.

Le farcin est comme la morve, une affection atòne
du système lymphatique, il est de même nature et reconnaît les mêmes causes.

Cette affection qui n'est pas particulière à l'espèce so-
lipède, comme l'ont prétendu des auteurs de grand mérite se remarque encore sur le bœuf et même la poule.

Comme dans la morve, nous avons reconnu au développement du farcin, la nécessité d'une prédisposition
à l'atonie du système lymphatique, et si on refuse de
reconnaître cet état catonique, on peut au moins attri-
buer les phénomènes pathologiques de cette affection a
la plus ou moins grande vitalité de ce système.

De l'influence des causes générales ou locales dépendent la variation dans les caractères, la forme et les

symptômes du farcin. S'il est vrai que les mêmes causes produisent des affections différentes chez divers animaux, le farcin vient ici démontrer qu'elles produisent chez le cheval, non pas une affection du même nom, mais des phénomènes pathologiques du même système d'organes, ayant la plus grande identité avec ceux de la morve.

Les phénomènes physiologiques du farcin sont généraux, comme ceux de la morve, les phénomènes pathologiques de celle-ci se remarquent plus particulièrement dans les cavités nasales, ceux du farcin au contraire à la surface cutanée.

La prédisposition est le résultat de toutes les conditions sans lesquelles les principes ou les élémens d'une maladie atône, ne peuvent, ni se produire ni se développer. La variété des causes prédisposantes que nous avons signalées à l'article morve et qui agissent sur une multitude de chevaux, logés dans les mêmes écuries, recevant la même nourriture soumis à des règles fixes et presque invariables, sujets aux mêmes impressions, aux mêmes influences locales et générales, peut, comme on le remarque chez l'homme, amener une foule d'affections différentes ; seulement elles sont plus rares chez le cheval, c'est-à-dire qu'on y remarque une plus grande communauté d'affections.

Considérations sur les vaisseaux lymphatiques.

Nous avons déjà vu avec Girard, auquel nous empruntons ces considérations anatomiques, qu'à leur origine qui a lieu sur toutes les surfaces ; les vaisseaux lymphatiques forment des villosités et des pores qui pompent les fluides touchant à ces surfaces pour les porter dans le torrent général de la circulation.

En s'élevaut des points d'où ils naissent, ces vaisseaux forment des ramuscules capillaires, innombrables, d'une ténuité extrême qui se réunissent, s'enlacent et constituent un réseau radiculaire. De ce réseau partent des rameaux qui rampent sous les tégumens tant internes qu'externes et se réunissent pour former des branches, qui, tantôt unies par faisseaux, tantôt solitaires, suivent et accompagnent les veines. Ces vaisseaux forment dans les diverses parties deux plans dont un superficiel et l'autre profond, et contractent ensemble de fréquentes anastomoses. Souvent ils marchent accolés les uns aux autres, diversement enlacés, et parcourent ainsi une certaine étendue sans se réunir ; tandis que d'autres fois, on les trouve moins multipliés sur la même partie où ils ont une disposition différente. Cette variation dans la disposition anatomique des lymphatiques, rend raison de la variation des phénomènes pathologiques du farcin qui reconnaissent les mêmes causes.

En les suivant dans leur trajet, on voit que leur diamètre présente presque partout des inégalités ; que, pendant une certaine étendue, chaque vaisseau conserve une grosseur assez considérable, puis devient étroit pour augmenter ensuite ; qu'il présente dans quelques points, des dilatations variqueuses, plus ou moins grandes et plus ou moins prolongées ; que d'autres fois il forme des étranglemens plus marqués ; et l'on observe que toutes ces inégalités très-variables peuvent avoir lieu, sans que le vaisseau reçoive ou fournisse des ramifications.

Presque toujours fléxueux, les lymphatiques forment des courbures variées , deviennent souvent rétrogrades, passent quelquefois sur un ganglion sans le pénétrer , fournissent dans quelques points des rameaux qui se jettent dans les veines circonvoisines, se partagent assez fréquemment en deux ou plusieurs branches qui , après un certain trajet, se réunissent de nouveau. Distendus par la liqueur qu'ils contiennent , ils présentent de distance en distance des étranglemens causés par les valvules situées dans leur intérieur, ce qui les fait paraître noueux articulés en différens sens.

Cette disposition anatomique des vaisseaux lymphatiques , rend aussi raison des formes variables que l'on remarque aux engorgemens externes, qui tantôt , solitaires et isolés , tantôt réunis en groupes ou en trainées longitudinales bosselées ou renflées sont superficiels , sortent quelquefois des parties profondes, ou s'y plongent.

Après un trajet plus ou moins long et tortueux , les lymphatiques convergent de toute part vers leurs ganglions; avant d'y pénétrer, ils se partagent en un grand nombre de rameaux qui , par de nouvelles divisions et subdivisions successives , se plongent dans leur intérieur et deviennent imperceptibles. La lymphe versée par ces vaisseaux aux ganglions, y subit une élaboration.

Dans tout leur trajet, les lymphatiques communiquent les uns avec les autres par des anastomoses nombreuses , plus ou moins remarquables , qui s'étendent dans les lymphatiques circonvoisins, des superficiels aux profonds , des supérieurs aux inférieurs , des droits aux gauches.

La multiplicité de ces anastomoses forme autant de routes différentes que peut suivre la lymphe, pour parvenir au centre de la circulation; elle explique encore les foyers de contagion, les métastases, les communications mutuelles de toutes les parties, et comment des liqueurs puisées dans un organe peuvent se porter dans une autre partie, sans passer par les routes tortueuses de la circulation.

La tonicité dont jouissent les lymphatiques est très énergique, mais dans les affections farcineuses cette tonicité est incomplète et insuffisante à la progression de la lymphe.

Symptômes.

Il arrive souvent que les productions farcineuses n'ayant pas de siége bien déterminé, les symptômes précurseurs sont vagues et incertains. Chez les chevaux irritables, on remarque une diminution des forces, ils sont moins vifs que d'habitude, il y a prostration, insensibilité, abattement, dégout, tristesse, quelque fois état de stupeur très prononcé; il y a aussi raideur des membres et de la colonne vertébrale, hérissement des poils, quelque fois toux, petite et sèche. Il est vrai que ces prodromes ne sont pas seulement particuliers au farcin, mais on les remarque assez communément.

Après un temps variable et qui peut durer des mois, sans qu'il soit possible de pronostiquer avec certitude l'éruption farcineuse; ces symptômes se compliquent de douleurs profondes, desquelles résultent des boiteries douloureuses et un état fébrile qui précède de quelques jours l'éruption farcineuse, d'autres fois on remarque aux extrémités un engorgement œdémateux froid, qui disparaît momentanément, revient périodiquement, et finit par se fixer sur un membre; l'engorgement œdémateux devient chaud, douloureux, des boutons farcineux épars, disséminés, plus ou moins gros, se developpent et forment des abcès fluctuants qui ne tardent pas à s'abcéder; quand ces abcès sont développés, ces engorgements deviennent indolents; l'animal paraît alors plus gai, plus vif, travaille, boit et mange comme en santé. Il arrive quelque fois que la résolution des engorgemens œdémateux se manifeste, et ils reparaissent souvent sur une autre région, ou bien encore des symptômes de morve se montrent après un long espace de temps.

Si la terminaison par suppuration a lieu et elle est la plus commune, le fluide sécrété est d'abord séreux, il devient visqueux, transparent, huileux, cailleboté, il se concrète, blanchit, redevient séreux, ichoreux, sanguignolent et s'échappe au dehors en excoriant les portions de tégumens sur lesquelles il coule, et tend à désorganiser les muscles et surtout les tendons et les ligamens.

Les plaies qui résultent de la réunion de plusieurs boutons abcédés semblent se refuser à la cicatrisation, elles suintent une humeur séreuse, âcre et corrosive.

Les engorgemens, les nodosités, se montrent en premier lieu le plus souvent isolés, mais ils s'étendent à d'autres régions en suivant le trajet variable des lymphatiques, paraissent quelque fois simultanément sur plusieurs régions éloignées les unes des autres, se plongent et pénètrent dans les grandes cavités ou semblent en sortir.

De ces divers symptômes résultent une affection plus ou moins grave qui se montrent sous quatre formes différentes, qu'il est essentiel de bien distinguer, parce qu'elles font connaître jusqu'à un certain point la gravité des causes et la difficulté d'appliquer un traitement, tant médical que chirurgical.

Première forme

Induration farcineuse de la peau. Les symptômes particuliers à cette forme, sont de petites tumeurs plus ou moins arrondies, dures et indolentes, de grosseur très variable, mais le plus ordinairement petites de la grosseur d'un pois, qui siégent dans l'épaisseur de la peau et restent stationnaires pendant longtemps, elles disparaissent le plus souvent en totalité, en laissant à leur place une épaisseur plus grande du derme.

Ces tumeurs désignées assez communément sous le nom de farcin volant; se remarquent assez volontiers aux lèvres, autour des yeux, des narines, du fourreau et de la vulve; il arrive quelque fois que ces petites tumeurs qui se sont développées sans symptômes généraux au précurseurs, s'abcédent, on remarque alors une petite touffe de poils hérissés, au centre desquels existe un petit ulcère arrondi, d'une couleur rouge, à surface exubérante, et qui suinte une liqueur sanieuse.

Deuxième forme

Abcès sous cutanés farcineux. Les symptômes particuliers à cette forme, sont, la présence de tumeurs molles, fluctuantes, indolentes, situées plus ou moins profondément dans les intestices des muscles, ou dans le tissu cellulaire sous cutané. Ces tumeurs plus ou moins grosses, ont une certaine ressemblance avec l'hygroma avec lequel il ne faut pas les confondre ; elles se remarquent plus souvent aux membres que sur les autres parties du corps. Cette forme est la seule que nous eussions rencontrée chez le bœuf, elle est commune chez la race Comtoise, appelée fémeline.

La circonférence de ces tumeurs est quelque fois dure, mais sans douleur et sans chaleur, elles semblent s'enkister, si on les ouvre, il s'en écoule souvent une quantité considérable de matière plus ou moins colorée, huileuse et qui tient en suspension quelques flocons albumineux, blanchâtres ; la plaie devient rarement ulcéreuse.

Troisième forme.

Tumeurs sous cutanées farcineuses. Les symptômes particuliers à cette forme, sont, des engorgemens, des nodosités, des renflemens, des boutons plus ou moins gros, affectant la forme d'une corde plus ou moins cylindrique, noueuse, résistante et douloureuse ; ou bien, ce sont des tumeurs aplaties, plus circonscrites, entourées d'un engorgement œdémateux. Si on remarque attentivement leur point de départ, on voit qu'elles se plongent et se dirigent vers le centre, en suivant la direction des veines et des lymphatiques.

Après un temps variable, certaines parties, ordinairement les plus renflées, se ramolissent, la peau s'amincit, s'ouvre elle-même, et une petite ouverture donne issue à un pus jaunâtre, huileux, quelque fois et le plus souvent, il est épais et grumeleux ; enfin un ulcère s'établit. Les engorgemens gagnent en largeur et en étendue; ils se durcissent, deviennent lardacés; de nouvelles tumeurs farcineuses se forment autour, d'arrière en avant ou d'avant en arrière, le plus souvent de bas en haut.

Quatrièrme forme.

Ulcères farcineux. Les symptômes particuliers à cette forme, sont moins nombreux et plus difficilement saisissables que dans le cas précédent; les ulcères sont arrondis, grisâtres, ou d'une couleur rouge livide et sont peu douloureux; ils s'étendent en largeur pendant quelque temps, la surface en devient inégale, les bords sont renversés en dehors, les chairs sont baveuses, frangées et suintent une petite quantité de liqueur séreuse, ou séro-sanguignolente.

Cinquième forme.

Induration farcineuse sous cutanée des membres. —Les symptômes particuliers à cette forme sont : le développement d'un œdème chaud et douloureux d'un membre; cet engorgement est plus ou moins limité à une ou plusieurs régions, l'emploi des émoliens pendant la période inflammatoire ne le font point disparaître; il résiste également à la méthode opposée, il fait des progrès et le membre acquiert quelquefois une grosseur considérable, la chaleur et la douleur disparaissent, l'engorgement reste, il se durcit peu à peu, et la terminaison par induration a lieu. Ces phénomènes pathologiques se remarquent sur les chevaux qui sont sous l'influence de la prédominance séreuse ou lymphatique.

Le fluide séreux provenant des sécrétions se dépose

dans les mailles du tissu cellulaire sous-cutané, mais les lymphatiques locaux préposés à rentrer ces fluides dans le torrent général de la circulation, irrités par la présence de ces fluides, tombent promptement dans l'atonie et le relâchement, les sécrétions sont continuelles, et l'absorption est ou nulle ou insuffisante.

Les fluides sécrétoires, au lieu d'être absorbés ou de se décomposer pour former des abcès, s'organisent dans les mailles du tissu cellulaire, comme le caillot sanguin dans les vaisseaux oblitérés et constituent un tissu homogène, blanc, dur, lardacé, insensible, et qui n'est pas susceptible d'acquérir un type inflammatoire.

Cette terminaison farcineuse est une des plus graves, en ce que la médecine en général ne possède aucun moyen capable de faire dissoudre ces fluides organisés, soit pour les éliminer ou les faire rentrer dans l'économie. Cependant l'observation démontre que ces engorgemens diminuent considérablement à la suite d'un exercice assez long, mais ils reparaissent promptement.

La conséquence physiologique que l'on doit tirer de cette diminution notable de l'engorgement par suite d'un exercice assez long, est donc que les vaisseaux lymphatiques locaux sont tombés dans l'atonie et le relâchement, et que l'exercice provoque suffisamment la contractilité de ces organes pour déterminer la circulation des liqueurs accumulées dans les mailles du tissu cellulaire.

La recherche des moyens capables de provoquer comme l'exercice la contractilité de ces vaisseaux a été faite, mais jusqu'alors avec peu de succès.

Causes.

Nous reconnaissons au farcin les mêmes causes qu'à la morve, elles agissent sur le même système d'organes, mais les phénomènes pathologiques qui en sont le résultat, offrent ordinairement moins de gravité, parce qu'ils se développent sur des régions plus accessibles aux diverses médications qu'il est au pouvoir du thérapeute d'y appliquer.

L'irritation primitive de l'un et de l'autre système sécrétoire et absorbant, peut, comme dans la morve, donner lieu au développement du farcin; l'étude des causes premières et secondaires qui peuvent donner lieu à cette irritation, est d'une grande importance, attendu que le médecin peut en tirer des conséquences majeures, soit pour détruire ou atténuer autant que possible ces causes, soit pour la certitude des succès qu'il doit espérer de son traitement.

1.º Irritation primitive du système sécrétoire.

Nous avons vu, à l'article Morve, la rhinite aiguë se terminer quelquefois par suppuration et donner lieu à la persistance du jetage; nous avons aussi considéré l'atonie plus ou moins complète du système lymphatique local, comme due à l'irritation dont il avait été le siège, et comme cause secondaire, la resorption purulente qui détermine ensuite les phénomènes d'ulcération.

Les mêmes causes qui ont déterminé la rhinite aiguë, peuvent aussi déterminer une autre affection aiguë, telle est par exemple la pleurite; cette irritation, qui a son siége sur des tissus essentiellement lymphatiques, peut, comme la rhinite, se terminer par suppuration.

L'accumulation du fluide sécrété dans la cavité thoracique et dans lequel nagent presque toujours des flocons albumineux, donne lieu à la prédomination séreuse; l'absorption du fluide séro-albumineux donne lieu aux phénomènes pathologiques du farcin, phénomènes qui affectent la quatrième forme et apparaissent sur les régions des membres, peu de temps après le développement des engorgements œdémateux qui s'observent souvent à la suite de l'hydro-thorax.

La même irritation primitive peut avoir lieu sur d'autres organes, dans le tissu cellulaire ; l'épaisseur des muscles, et les différentes cavités où il y a dépôts séreux ou purulents, quelle qu'en soit la cause déterminante.

2.° Irritation primitive du système absorbant.

La prédominance lymphatique peut être portée à un assez haut degré, pour laisser les fluides s'accumuler dans des cavités ainsi que dans le tissu cellulaire sous cutanée et autres régions. Ces fluides, par un séjour plus ou moins prolongé, y acquièrent des propriétés irritantes, et lorsque la résorption en a lieu soit naturellement, soit par l'effet d'une médication ou d'une métastase, ils déterminent l'irritation des vaisseaux lymphatiques et les phénomènes pathologiques du farcin.

Nous avons fait ces premières remarques sur les chevaux de la garnison de Vincennes, où les œdémes et les hydro-thorax se remarquent fréquemment sans irritation primitive du système sécrétoire, et nous avons attribué cette atonie fréquente du système lymphatique, à l'usage, pour boissons, d'eau fortement chargée de sulfate de chaux.

Hurtrel d'Arboval dit « que les circonstances propres à
» déterminer le développement du farcin, sont, 1° des
» écuries basses, trop petites, malpropres, froides, où
» les harnais moisissent, et où les rayons solaires et la
» lumières ne pénétrent jamais. 2° Toutes les substances
» alimentaires irritantes, telles que le grain donné à
» discrétion dans les intervalles des travaux excessifs,
» et qui rendent les digestions imparfaites; les alimens
» secs, vasés, poudreux, altérés d'une manière quel-
» conque; les fourrages nouveaux, le trèfle, le sainfoin,
» la luzerne surtout qu'on donne au commencement de
» l'été, dont l'action simulante sur la membrane mu-
» queuse digestive, jointe à la chaleur de la saison,
» devient une cause sympathique de l'éruption farci-
» neuse; les fourrages verts qui ont crû dans l'eau ou
» sur des terrains souvent couverts par l'eau ; tous ceux
» qui, sous un gros volume, renferment peu de prin-
» cipes nutritifs, surchargent l'estomac et se digèrent
» mal ; 3° Les eaux insalubres, qui dissolvent mal le
» savon, qui sont altérées par un commencement de
» décomposition, en un mot, tout ce qui ne présente
» que des matériaux peu propres à fournir les élémens
» d'un bon chyle ; 4° Un travail ou un séjour continuel
» dans l'eau, les courses longues et rapides, tout tra-
» vail forcé, ou la cessation de tout travail avec un
» repos absolu ; 5° Enfin les transpirations arrêtées,
» surtout après des pluies froides. »

Dans cette énumération des causes par Hurtrel
d'Arboval, on peut reconnaître toutes celles qui procurent la prédominance séreuse ou lymphatique, et

l'irritation primitive de l'un ou l'autre système sécrétoire et absorbant, auxquelles nous avons consacré de longs développemens.

Cet auteur célèbre, ajoute plus loin, qu'on croit généralement que toutes les causes du farcin sont débilitantes et qu'on attribue cette maladie à une atonie du système lymphatique; mais que lui ne partage pas ces croyances, selon Hurtrel, les preuves contraires sont tirées des symptômes inflammatoires du farcin que l'on remarque souvent, même dans ses formes lentes. Comme lui, nous avons remarqué autour des tumeurs farcineuses, des engorgements œdémateux, chauds et douloureux, caractères spéciaux des inflammations; mais nous les attribuons toujours à l'atonie du système lymphatique, car ces vaisseaux, ne pouvant à cause de cet état atonique prendre le produit des sécrétions qu'ils sont chargés de rentrer dans le torrent circulatoire, il y a alors accumulation de fluides sécrétoires, qui, comme nous l'avons déjà dit, se frayent une autre route, se décomposent ou s'organisent dans le tissu cellulaire.

Nous avons démontré, comment l'influence de la prédomination lymphatique se manifeste et détermine l'atonie des vaisseaux et des ganglions de ce système chez le cheval morveux; il en est de même du farcin, c'est-à-dire que, l'irritation primitive du système absorbant détermine promptement, le relâchement, l'atonie et l'inaction de ces vaisseaux; la lymphe qu'ils contiennent, s'arrête, se concrète, se modifie, s'organise ou se décompose et devient purulente et c'est alors qu'apparaissent les phénomènes pathologiques de cette affec-

tion. Il en est de même s'il n'y a pas d'irritation primitive de ce système, car le relâchement ou la perte de ces
propriétés contractiles produit les mêmes phénomènes
pathologiques, mais avec plus de lenteur.

D'autres causes secondaires, viennent souvent déterminer la présence de ces phénomènes pathologiques,
qui ne paraîtraient pas si les sujets n'étaient pas sous
l'influence de la prédominance séreuse. C'est ainsi qu'une
blessure qui aura déterminé une tumeur séreuse, pourra
produire par résorption de la sérosité, les phénomènes
du farcin ; il en sera de même des plaies, résultat de
corps contondants et que l'on remarque fréquemment sur
le passage des vaisseaux lymphatiques ou dans leur voi-
sinage. Ces plaies disons nous, ne fournissent jamais un
pus louable, le fluide qui s'en échappe est séreux et sanguignolent, les chairs ont promptement un aspect ulcéreux, l'engorgement qui en est la suite passe promptement à l'état chronique, et l'emploi des émollients provoque ce dernier état.

Il n'en est pas de même des plaies que l'on remarque
sur les chevaux au tempérament sanguin quand même
elles seraient placées sur les mêmes régions et offriraient
autant de gravité ; on remarque que celles-ci fournissent
un pus blanc et épais, les chairs tendent promptement
vers la cicatrisation et les engorgements disparaissent par
l'emploi des émollients.

Chez le cheval au tempérament lymphatique, la résorption purulente où séreuse qui a lieu sur ses plaies,
donne souvent lieu aux phénomènes du farcin et leur
apparition plus ou moins prompte, caractérise le degré

plus ou moins élevé de la prédominance séreuse.

Si cette résorption a lieu par les lymphatiques superficiels , les phénomènes pathologiques du farcin revêtent
la première forme ; si au contraire elle a lieu par les
lymphatiques profonds ; ces mêmes phénomènes révê-
tent la deuxième forme.

Les cas de résorption purulente, suivis du développement des phénomènes d'ulcérations facineuses, sont
très nombreux chez les chevaux qui sont sous l'influence
de la prédominance séreuse. Les dépôts purulents ou
simplement séreux que l'on rencontre dans l'intérieur des
sabots postérieurs du cheval , déterminent la formation
d'abcés profonds qui se remarquent ordinairement au
dessus et autour du boulet, ces abcés se multiplient sur
cette région , deviennent ulcéreux et fournissent abondamment un fluide sero-sanguignolent.

Dans les sabots des pieds antérieurs, les engorgements
œdémateux se remarquent plutôt dans le tissu cellulaire
sous cutané du canon , et restent stationnaires plus ou
moins de temps ; ils s'étendent, suivent les veines sous
cutanées des membres et se plongent dans les ganglions
des ars ; ces ganglions acquièrent quelquefois une grosseur considérable que l'on remarque avant l'apparition
de l'engorgement œdémateux de la partie supérieure du
membre ou l'avant bras.

Les engorgements œdémateux qui précèdent quelquefois le colostrum des jumens à l'état de gestation , ou
qui tiennent à d'autres causes , se prolongent
souvent sous l'abdomen , se dirigent en avant du côté
gauche , où ils restent stationnaires, et finissent par

disparaître. La résorption séreuse détermine, l'engorgement des ganglions de l'ars, du pléxus lymphatique qui recouvre l'articulation scapulo-humorale gauche et d'autres phénomènes tels que des nodosités et des ulcérations farcineuses.

Traitement.

Comme dans l'hydro rhinite ulcérée ayant pour cause l'irritation primitive du système absorbant, il faut soustraire les animaux aux causes qui procurent la prédominance séreuse ou lymphatique et si cet état existe, il faut s'occuper de rétablir et d'entretenir l'harmonie entre les sécrétions et l'absorption.

Pour que cette harmonie ait lieu, il faut faire recouvrer à l'animal la prédominance sanguine, en excitant l'action vitale de ce système et en élevant son activité au dessus du système lymphatique.

Les moyens de parvenir à ce résultat, consistent à procurer aux animaux un meilleur régime, et pour ne pas surexciter l'estomac où les bouches absorbantes des lymphatiques chylifères, surexcitation qui provoquerait l'atonie de ces organes, il faut n'arriver que par d'insensibles gradations à des substances alimentaires plus nourrissantes et même excitantes ; pour boisson, de l'eau bien pure blanchie avec de la farine qui contient du gluten, un air pur, sec, fréquemment renouvelé, un grand état de propreté, un travail modéré, et des couvertures légères.

A ces différents moyens préservatifs, on peut en ajouter d'autres que l'on pourrait considérer comme curatifs et que nous prescrivons comme auxiliaires à ce dernier.

Ces moyens sont, l'usage du sel fin mêlé avec de l'avoine ou dissout dans l'eau pour en asperger les fourrages ; les décoctions amères, d'écorce de saule, de brou de noix, de gentiane, d'absinthe ou d'houblon ; de poudre de gentiane dans l'avoine ou un opiat, de l'oxide brun de fer, du sulfate de soude, et surtout du vin, l'emploi progressif et modéré de ce liquide stimulant, est appelé à de nombreux succès dans le traitement des affections atônes.

Il arrive souvent que, soit par suite d'une prompte résorption purulente, soit par suite d'arrêts de transpiration cutanée, des plexus de lymphatiques se trouvent dans un état d'irritation telle qu'une atonie prompte en est la suite, le produit des sécrétions forment autour de ces pléxcus, des œdèmes ou des infiltrations séreuses, chaudes, douloureuses et qui procurent un état fébrile qu'il est urgent de combattre par les antiphlogistiques, tant externes qu'internes, mais avec une action peu intense, de manière à ne pas éteindre l'activité vitale, que l'on serait obligé de réveiller et d'activer plus tard dans le but de faciliter la terminaison par suppuration et par induration, la résolution étant très rare. Quand la terminaison par induration ou par suppuration a lieu et que les phénomènes inflammatoires dus à la présence des sécrétions non absorbées sont disparus, il faut recourir à la méthode excitante. Elle consiste outre le traitement interne déjà prescrit et qu'il ne faut pas négliger, à exciter la surface cutanée au moyen de la cautérisation en savonnage. Ce moyen est suffisant, quand la prédominance sanguine se manifeste, mais cette circonstance

heureuse est rare, surtout parmi les chevaux de cavalerie, nés et élevés dans les pâturages humides. La non
résolution des engorgements, est un indice certain qu'il
faut insister sur les toniques internes et le bon régime,
il faut recourir alors à la cautérisation escarotique au
moyen du deuto-hydrochlorate de mercure, (sublimé
corrosif) dans une dissolution concentrée de gomme ara-
bique, après avoir préalablement ouvert avec le bistouri,
les abcès, les nodosités et les gros engorgements. Quand
les symptômes inflammatoires locaux sont disparus complètement, on peut cautériser profondément avec le fer
chauffé à blanc et circonscrire les tumeurs et les cordes
avec des raies ou le savonnage de feu. L'ablation des tumeurs avec l'instrument tranchant compte de nombreux
succès, les plaies qui en résultent, grandes au premier
abord, se resséreut d'autant plus vite que la prédominance sanguine est plus avancée, la nature du pus qu'elles
fournissent est aussi un indice certain de cette prédominance, dans ce cas, ce fluide est blanc et épais ; dans
le cas contraire, c'est-à-dire, si la prédominance séreuse
existe encore, le pus est ichoreux et sanguignolent.

La cautérisation de la surface opérée doit être pratiquée légèrement, quand toutes fois, elle ne laisse pas à
découvert des vaisseaux, des canaux excréteurs, des
tendons, des ligamens ou autres organes essentiels.

Les pansemens doivent se faire avec des médicamens
actifs, tels sont l'alcool camphré, l'acétate d'ammonia-
que, l'eau phagédénique. Quand les plaies sont belles,
les lotions aromatiques suffisent, on les recouvre ensuite
d'étoupes coupées ou d'huile empireumatique.

Les tumeurs farcineuses les plus profondes, réclament aussi l'extirpation , mais il faut qu'elle soit praticable sans un danger réel pour la vie de l'animal, et que les tumeurs ne soient pas trop adhérentes aux parties sous jacentes ; sans cela , l'opération présente des complications souvent insurmontables.

Nous avons vu , à l'article des considérations anatomiques des vaisseaux lymphatiques , la distribution de ces organes être variable suivant les sujets, aussi les phénomènes pathologiques du farcin ne se montrent-ils jamais d'une manière constante et régulière. Quand ils paraissent n'affecter que la peau ou le tissu cellulaire sous cutané , on peut espérer une guérison prompte et d'autant plus certaine que la prédominance sanguine se manifeste. L'application de l'onguent vésicatoire ou de la teinture de cantharides , du liniment ammoniacal ou du savonnage de feu , peut suffire pour amener la résolution de ces engorgemens passés à l'état chronique.

Quand ces phénomènes se remarquent sur les vaisseaux lymphatiques profonds et sur les ganglions internes, on peut considérer l'affection comme incurable; la prédominance séreuse est alors portée à un haut degré , et jusqu'à présent il ne nous est pas donné les moyens d'abaisser ce système ni de faire prévaloir le système sanguin. Il arrive souvent que, comme dans la morve, il y a destruction ou anéantissement d'organes.

Cette période du farcin se reconnaît aux ulcères profonds , à l'écoulement d'une grande quantité de fluide séreux , ichoreux et sanguignolent ; ces ulcères ont un aspect livide, ils sont sinueux, fistuleux, sensibles; ils se multiplient, se succèdent, et donnent lieu à des végétation charnues que la cautérisation ne réprime pas et qui se renouvellent promptement.

Identité de la morve et du farcin.

Nous venons de reconnaître au farcin 1° les mêmes causes qu'à la morve; 2° Elles agissent sur le même système d'organes; 3° Les résultats sont les mêmes; 4° Il se montre seulement sur d'autres régions; 5° Il affecte des formes plus ou moins différentes de la morve.

Ces idées d'identité de la morve et du farcin ne sont pas nouvelles. Les premières résultent des expériences de Wiborg, publiées en 1791, renouvelées depuis, et surtout bien constatées par Gérard. Cependant, cette question si importante étant encore indécise et douteuse, nous allons essayer de la résoudre par le raisonnement physiologique, n'étant pas à même de le faire par des faits positifs et concluants.

La prédominance lymphatique prépare et dispose le cheval aux affections farcineuses; quand elle est portée à un haut degré, elle les détermine.

Le plus souvent, les phénomènes pathologiques du farcin se remarquent comme dans la morve, après une irritation primitive de l'un et l'autre système sécrétoire et absorbant, quelle que soit la cause qui produise une accumulation de fluide séreux ou purulent susceptible d'être absorbé. Comme dans la morve, les vaisseaux lymphatiques contiennent de la lymphe dont la circulation est arrêtée et dans laquelle elle s'organise pour

former des engorgemens de diverses formes représentant
assez bien la forme variable de ces canaux à l'état sain,
où elle se décompose pour former des abcès, desquels
résulte des ulcérations analogues à celles du cheval
morveux. Comme dans la morve, ces ulcères et le produit de la suppuration sont variables suivant le degré
plus ou moins grand de la prédominance lymphatique.

. Les plexus lymphatiques externes qui sont le siége
des phénomènes pathologiques du farcin, sont ceux
qui ont la plus grande analogie avec le plexus lymphatique des cavités nasales du cheval morveux. Si dans
ce dernier cas la suppuration est abondante, il faut envisager la nature essentiellement sécrétoire de la muqueuse nasale.

On voit quelquefois le farcin se compliquer de
morve et par là ôter toutes chances de guérisons. Nous
pensons qu'alors la prédominance lymphatique a fait
des progrés. On remarque également les phénomènes
pathologiques de la morve se compliquer de farcin, et
cette complication est souvent considérée et à juste titre
comme d'un augure favorable ; car, si dans cette circonstance on examine attentivement les animaux qui offrent ce phénomène pathologique, on peut juger par l'ensemble des phénomènes vitaux , qu'au contraire la prédominance sanguine a fait de notables progrés.

De tout ce que nous venons d'exposer ci-dessus, il
résulte pour nous, 1° que les causes du farcin sont
comme dans l'hydro-rhinite ulcérée, toutes celles qui
procurent ou déterminent la prédominance lymphatique
ou séreuse, que celle-ci soit naturelle, héréditaire ou

acquise, 2° que, comme dans la morve, elles agissent sur le même système d'organe, en déterminant son inertie, son relâchement et son atonie, 3° que les résultats sont les mêmes que dans la morve, seulement, les phénomènes pathologiques, au lieu de se développer dans les cavités nasales, se développent sur des régions externes du corps, les plus riches en ganglions et en plexus lymphatiques, 4° que ces mêmes résultats sont, comme dans la morve, plus ou moins graves ou incurables, suivant le degré plus ou moins élevé de la prédominance lymphatique, et des causes secondaires de résorption séreuse ou purulente.

De la Contagion.

Comme dans l'hidro-rhinite ulcérée, la contagion du farcin peut avoir lieu, immédiatement et médiatement.

La contagion immédiate est la plus commune et la plus fréquente, et il doit en être ainsi, car, si l'on considère les phénomènes pathologiques du farcin souvent limités á une seule région du corps de l'animal, fournissant peu et quelquefois point de matière purulente capable de toucher les surfaces d'un animal sain, comment alors comprendre la contagion immédiate? l'animal farcineux n'étant en quelque sorte qu'un être vivant sous l'influence de la prédominance séreuse.

Mais il n'en est pas toujours ainsi, l'animal farcineux est quelques fois couvert d'ulcérations profondes, fistuleuses, fournissant en abondance une matière purulente, ichoreuse, sanguignolente, qui corrode et irrite les tissus sur lesquels elle coule ; la nature irritante de ce fluide, mis en contact immédiat avec les parties saines d'un autre cheval, irrite ces mêmes parties et excite l'absorption, de laquelle résulte une affection semblable, et d'autant plus semblable que l'animal qui reçoit la matière irritante est plus ou moins sous l'influance du tempérament lymphatique.

Il résulte de quelques expériences que nous avons tentées, par application de la matière irritante et par son inoculation sur des chevaux offrant les tipes de la prédominance séreuse et sanguine, que, dans ce dernier tipe, l'irritation de la partie irritée ou inoculée, est plus prompte, mais que les phénomènes pathologiques disparaissent assez promptement sans laisser de traces, comme si la force du tempérament avait la propriété d'anéantir la propriété contagieuse de ce fluide. Chez les autres, au contraire, les phénomènes inflamatoires sont plus lents, mais reproduisent les phénomènes pathologiques du farcin.

Pour obtenir ces effets, il faut un fluide ichoreux ; le pus blanc et homogène que fournissent certains ulcéres farcineux, ne produit pas plus d'effets que la matière purulente de toutes autres plaies.

La contagion médiate est plus rare et doit l'être, parce qu'il faut supposer de grandes surfaces farcineuses, dont le fluide évaporé entraîne en dissolution la matière purulente qui, absorbée par les autres animaux, déterminerait chez ceux qui sont sous l'influence de la prédominance lymphatique des phénomènes analogues ; mais vu l'activité des surfaces absorbantes, nous pensons qu'il en résulte plutôt les phénomènes pathologiques de

l'hydro-rhinite ulcérée ayant pour cause primitive
l'irritation du système absorbant.

FIN.

LISTE DES SOUSCRIPTEURS,

DU 1er SEPTEMBRE AU 1er OCTOBRE.

Mousis, Vétérinaire du Dépôt Royal d'Etalons de Pau, (Basses-Pyrénées.)

Huré, Vétérinaire en 1er au 4e escadron du train d'artillerie. (2 exemplaires.)

Désicy, Vétérinaire en 1er au 2e lanciers.

Bettinger, Vétérinaire en 1er au 10e d'artillerie.

Delafoy, Vétérinaire à Augerville, (Seine-et-Oise.)

Rousseau, Vétérinaire en 1er au 4e d'artillerie.

Camoin, Vétérinaire (aide), au 6e cuirassiers, (2 exemplaires.)

Moureau, Capitaine Commandant de la Succursale de remonte d'Agen.

Bordonnat, Vétérinaire de l'arrondissement de Bellay.

Abadie, Vétérinaire (aide), au 8e chasseurs.

Félix, Vétérinaire de l'arrondissement de Bergerac, (3 exemplaires.

Jacob, Vétérinaire en 1er au 11e dragons.

Garnier, Vétérinaire à Dammartin.

Jempastous, Vétérinaire du haras de Pompadour.

Berger, Vétérinaire en 1er au 13e d'artillerie, (3 exemp.)

Négrié, Vétérinaire (aide), à la succursale d'Alençon.

Ste-Appoline, Vétérinaire en 1er au 8e chasseurs.

Polin, Vétérinaire en 1er au 8e hussards.

Marquis, Vétérinaire (aide), au 12e chasseurs.

Gatti, Vétérinaire en 1er au 6e escadron du train des parcs d'artillerie.

Leclerc, Vétérinaire en 1er au 1er cuirassiers.

Berger, Vétérinaire, (aide), au 10e cuirassiers.

Boulogne, Vétérinaire en 1er au 5e lanciers.

Jacob, Vétérinaire en 1er au 1er de chasseurs (2 exemp.)

Marty, Vétérinaire, (aide), à Fontenay-le-Comte.

Laisné, Vétérinaire en 1er au 2e chasseurs.

Gauthier, Vétérinaire de l'arrondissement de Nogent-sur-Seine, (Aube.)

Cotté, Vétérinaire à Château-Thierry.

Denoc, Vétérinaire à Châtillon-sur-Marne.

Sipière, Vétérinaire à la Succursale de St-Jean d'Angely. (2 exemplaires.)

Bruyant, Vétérinaire (aide), au 4e chasseurs.

Cantegril, Vétérinaire (s.-aide), au 1er lanciers.

Branche, Vétérinaire (aide), au 5e lanciers.

Mégret, Vétérinaire du Dépôt Royal d'Etalons de Montiers-en-Der.

Sténosse, Vétérinaire (aide), au 1er cuirassiers.

Tixier, Vétérinaire à Breloux, près St-Maixent.

Bernis, Vétérinaire en 1er au 4e chasseurs d'Afrique, (Alger.) (2 exemplaires.)

Ringuet, Vétérinaire en 1er au 3e cuirassiers.

Papin, Vétérinaire en 1er au 2e escadron du train des équipages.

Collignon, Vétérinaire à St-Mihiel.

Dayet, Vétérinaire idem à St-Mihiel.

Riquet, Vétérinaire secrétaire de la Commission d'Hygiène au ministère de la guerre.

Prud'homme, chef de service des hôpitaux à Alfort.

Morin, Vétérinaire du Haras Royal de Langormet (2 exemplaires.)

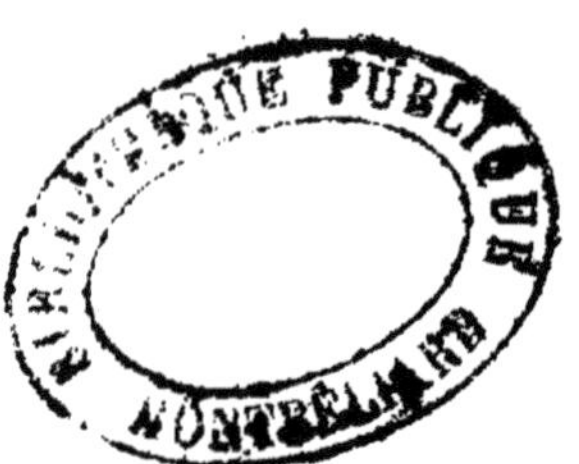

TABLE DES MATIÈRES.

www.ingramcontent.com/pod-product-compliance
Ingram Content Group UK Ltd.
Pitfield, Milton Keynes, MK11 3LW, UK
UKHW020838120726
13693UKWH00002B/710